I Made Dwi Mertha Adnyana
Ni Luh Gede Sudaryati
Ronald Pratama Adiwinoto

Reação em cadeia da polimerase digital (dPCR)

I Made Dwi Mertha Adnyana
Ni Luh Gede Sudaryati
Ronald Pratama Adiwinoto

Reação em cadeia da polimerase digital (dPCR)

Avanços e aplicações na prática laboratorial contemporânea

ScienciaScripts

Imprint

Cover image: www.ingimage.com

This book is a translation from the original published under ISBN 978-620-7-48694-6.

Publisher:
Sciencia Scripts
is a trademark of
Dodo Books Indian Ocean Ltd. and OmniScriptum S.R.L publishing group

120 High Road, East Finchley, London, N2 9ED, United Kingdom
Str. Armeneasca 28/1, office 1, Chisinau MD-2012, Republic of Moldova, Europe
Managing Directors: Ieva Konstantinova, Victoria Ursu
info@omniscriptum.com

Printed at: see last page
ISBN: 978-620-8-52868-3

Conteúdo

Autores ... 2
Prefácio ... 3
Resumo ... 4
Capítulo 1 ... 6
Capítulo 2 ... 12
Capítulo 3 ... 21
Capítulo 4 ... 33
Capítulo 5 ... 63
Capítulo 6 ... 72
Capítulo 7 ... 83
Referências ... 85
Perfil do autor ... 100

Autores

Eu fiz Dwi Mertha Adnyana

Departamento de Biologia, Faculdade de Informação, Tecnologia e Ciência, Universitas Hindu Indonesia, Denpasar city, 80236, Indonésia; Asociate Epidemiologists, Indonesian Society of Epidemiologists, Jakarta 10560, Indonésia

Ni Luh Gede Sudaryati

Departamento de Biologia, Faculdade de Informação, Tecnologia e Ciência, Universitas Hindu Indonesia, Denpasar city, 80236, Indonésia

Ronald Pratama Adiwinoto

Departamento de Saúde Pública, Faculdade de Medicina, Universidade Hang Tuah, Surabaya, Java Oriental, 60111 Indonésia

Prefácio

Bem-vindo a "**Digital Polymerase Chain Reaction (dPCR): Avanços e Aplicações na Prática Laboratorial Contemporânea**". No campo da biologia molecular, o advento da reação em cadeia da polimerase digital (dPCR) representa uma inovação pioneira que revolucionou a quantificação e análise de ácidos nucleicos. Este livro aprofunda os meandros da dPCR e explora os seus fundamentos, vantagens, aplicações, avanços tecnológicos, direcções futuras e implicações tanto na investigação como na clínica.

O Capítulo 1 fornece uma introdução abrangente à dPCR, oferecendo aos leitores uma compreensão fundamental dos seus princípios e do seu significado na biologia molecular moderna. O Capítulo 2 analisa os fundamentos da dPCR e elucida os principais conceitos e metodologias essenciais para a realização de experiências de dPCR precisas e fiáveis. No Capítulo 3, exploramos as vantagens da dPCR em relação às técnicas de PCR convencionais e destacamos a sua maior sensibilidade, exatidão e reprodutibilidade. Esta secção sublinha o potencial transformador da dPCR em vários domínios, desde a investigação fundamental até ao diagnóstico clínico.

O Capítulo 4 aborda as diversas aplicações da dPCR na investigação e na prática clínica. Através de estudos de casos e exemplos elucidativos, os leitores ficaram a saber como a dPCR está a ser utilizada para responder a questões científicas prementes e melhorar os cuidados prestados aos doentes. Continuando a exploração da inovação tecnológica, o Capítulo 5 examina os últimos avanços e inovações nas plataformas e metodologias de dPCR. Esta secção mostra as tecnologias de ponta que impulsionam a evolução da dPCR da microfluídica para a microfluídica digital.

Olhando para este horizonte, o Capítulo 6 especula sobre futuras direcções e oportunidades na investigação e aplicações da dPCR. Como o campo continua a evoluir, este capítulo oferece informações valiosas sobre as tendências emergentes e as potenciais áreas de exploração. Finalmente, o Capítulo 7 apresenta um resumo exaustivo das principais conclusões, implicações e perspectivas do livro. Servindo como ponto culminante dos capítulos anteriores, esta secção incentiva os leitores a refletir sobre o significado mais amplo da dPCR e as suas implicações para as práticas laboratoriais contemporâneas.

Ao compilar este volume, o nosso objetivo é fornecer aos investigadores, clínicos e estudantes um recurso abrangente que não só elucide os princípios e aplicações da dPCR, como também inspire uma maior exploração e inovação neste campo dinâmico. Esperamos que este livro sirva como um guia valioso para navegar nas complexidades da dPCR e aproveitar todo o seu potencial para fazer avançar o conhecimento científico e melhorar os resultados dos cuidados de saúde.

Ronald Pratama Adiwinoto, Dr., M.Ked.Trop.

[Departamento de Saúde Pública, Faculdade de Medicina, Universidade Hang Tuah, Surabaya, Java Oriental, 60111 Indonésia]

Resumo

A reação em cadeia da polimerase digital (dPCR) está na vanguarda das modernas técnicas de biologia molecular, revolucionando a quantificação e análise de ácidos nucleicos com uma precisão e sensibilidade sem paralelo. Como variante avançada do método PCR convencional, a dPCR oferece uma plataforma poderosa para a quantificação absoluta de ácidos nucleicos, permitindo aos investigadores detetar e medir alvos com uma precisão excecional, mesmo em amostras com baixa abundância ou fundos complexos. Esta introdução analisa os princípios fundamentais subjacentes à dPCR, as suas aplicações e os avanços tecnológicos que impulsionaram a sua adoção generalizada em vários domínios de investigação e diagnóstico.

A dPCR funciona com base nos mesmos princípios da PCR tradicional, envolvendo a amplificação de sequências de ADN ou ARN alvo através de ciclos repetidos de desnaturação, recozimento e extensão. No entanto, a dPCR pode dividir as PCRs em milhares de reacções individuais em microescala, cada uma contendo zero ou uma molécula alvo. Esta partição é conseguida através de vários métodos, como a microfluídica, a geração de gotículas ou a PCR baseada em emulsão. Após a partição, a amplificação por PCR é efectuada dentro de cada compartimento discreto, conduzindo a resultados binários: os compartimentos que contêm a molécula alvo apresentam sinais de amplificação, enquanto os que não têm esses sinais permanecem negativos. Ao contar as partições positivas e negativas, a dPCR permite a quantificação exacta da concentração inicial do alvo sem a necessidade de curvas padrão ou materiais de referência, tornando-a inerentemente absoluta e altamente reprodutível.

A versatilidade da dPCR impulsionou a sua adoção em diversas aplicações, incluindo a investigação fundamental, o diagnóstico clínico e a monitorização ambiental. Na genética e na genómica, a dPCR desempenha um papel fundamental na análise da expressão genética, na deteção da variação do número de cópias e na quantificação de alelos raros, oferecendo conhecimentos sobre os mecanismos da doença, a descoberta de biomarcadores e a medicina personalizada. A sua sensibilidade e precisão tornam-na indispensável para a deteção de doença residual mínima em doentes com cancro e para a monitorização de cargas virais em doentes com doenças infecciosas, como o VIH e a hepatite, ou complicações da tuberculose.

Além disso, a dPCR é útil em estudos ambientais porque facilita a deteção e quantificação de contaminantes microbianos, OGM e poluentes ambientais com uma precisão sem paralelo, ajudando assim na monitorização ambiental e garantindo a segurança alimentar. Além disso, a sua capacidade de detetar e quantificar ácidos nucleicos de matrizes complexas, como o solo, a água e o ar, é promissora para aplicações na agricultura, ecologia e bioremediação. No domínio do diagnóstico, a dPCR está preparada para revolucionar os cuidados de saúde, permitindo a deteção precoce e precisa de mutações genéticas, agentes patogénicos infecciosos e ADN tumoral circulante em biópsias líquidas. A sua elevada sensibilidade e especificidade tornam-na uma ferramenta ideal para diagnosticar doenças genéticas, monitorizar respostas a tratamentos e orientar decisões terapêuticas com abordagens de medicina de precisão.

A rápida evolução da tecnologia dPCR conduziu a avanços significativos na conceção de instrumentos, desenvolvimento de ensaios e algoritmos de análise de dados, melhorando assim o seu desempenho, rendimento e facilidade de utilização. As plataformas modernas de dPCR oferecem capacidades de automatização, opções de multiplexagem e software de análise de dados integrado, permitindo assim aos investigadores dispor de fluxos de trabalho optimizados e tempos de resposta mais rápidos. Além disso, as inovações em curso nas técnicas de geração de gotículas, na conceção de pastilhas microfluídicas e nos métodos de deteção digital continuam a alargar os limites da sensibilidade da dPCR, permitindo a deteção e quantificação de alvos com uma resolução de molécula única. Estes avanços alargaram o âmbito das aplicações da dPCR e prepararam o caminho para a sua integração em fluxos de trabalho laboratoriais de rotina e plataformas de diagnóstico clínico.

Capítulo 1

Introdução à PCR digital (dPCR)

1.1 Breve panorâmica da tecnologia de reação em cadeia da polimerase digital (dPCR)

A reação em cadeia da polimerase digital (dPCR) é um método de reação em cadeia da polimerase que foi modificado para permitir a deteção molecular de forma digital. Este método utiliza o princípio convencional da PCR em que os fragmentos de ADN crescem exponencialmente utilizando enzimas de polimerase. No entanto, a dPCR introduz inovação ao incorporar tecnologia digital para detetar e analisar individualmente os resultados da PCR [1]. Na dPCR, os resultados são monitorizados individualmente utilizando tecnologias como a microscopia digital ou sensores ópticos para detetar a fluorescência gerada pelo envelope de ADN, à medida que as moléculas alvo são geradas durante a PCR. Cada envelope de ADN gerado foi contado separadamente, permitindo a identificação da molécula alvo com elevada sensibilidade [2,3]. O fluxo de trabalho da dPCR é ilustrado na **Figura 1**.

A dPCR é uma técnica de biologia molecular de ponta que revolucionou a quantificação e análise de ácidos nucleicos [4,5]. Ao contrário dos métodos tradicionais de PCR, que se baseiam em curvas de amplificação para estimar a quantidade inicial de ADN ou ARN alvo, a dPCR divide uma amostra em milhares ou milhões de reacções individuais, cada uma contendo uma única molécula ou um pequeno número de moléculas. Este particionamento permite a quantificação absoluta do alvo sem a necessidade de curvas padrão, tornando a dPCR altamente precisa e reprodutível [6].

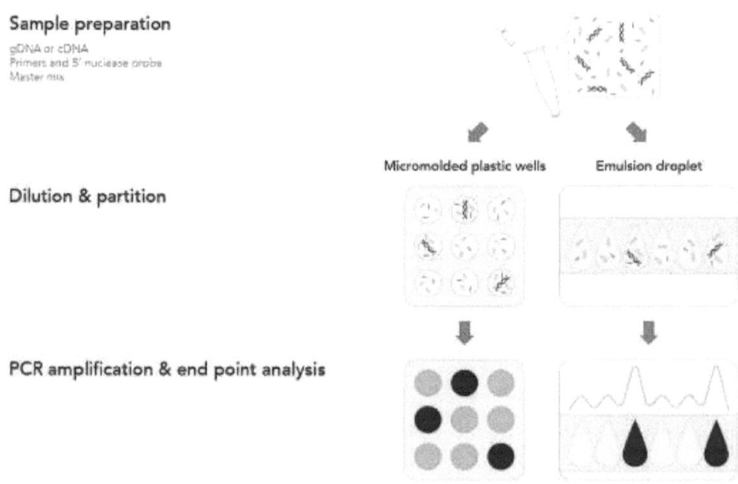

Figura 1. Fluxo de trabalho da PCR digital (dPCR) Observações: Depois de isolar com êxito o ADN genómico (ADNg) ou de converter uma amostra de ARNm em ADNc, é

adicionada uma mistura constituída por um master mix, iniciadores específicos para o alvo pretendido e uma sonda de nuclease 5'. A mistura foi então diluída e dividida em pequenas partições, em que cada partição continha um alvo ou nenhum alvo. Algumas plataformas de dPCR dividem a mistura em compartimentos separados, enquanto outras formam uma emulsão de gotículas de óleo e água. Após a conclusão do processo de amplificação da PCR, o sinal fluorescente de cada partição foi registado. O número de partições ou gotículas que apresentam fluorescência positiva fornece uma estimativa exacta da quantidade inicial de moléculas de gDNA ou cDNA alvo na amostra (Imagem cortesia da Integrated DNA Technologies [7]).

Na dPCR, uma amostra é normalmente dividida em compartimentos discretos, como gotículas ou poços, física ou digitalmente. Após a amplificação das moléculas alvo em cada compartimento, a presença ou ausência do alvo foi determinada com base na análise de fluorescência do ponto final. Ao contar o número de partições positivas e negativas, a concentração absoluta do alvo na amostra original pode ser calculada com elevada exatidão [8-10].

Esta tecnologia oferece várias vantagens em relação à PCR tradicional, incluindo maior sensibilidade, melhor deteção de alvos raros e maior robustez em relação aos inibidores da PCR. A dPCR é amplamente utilizada em ambientes clínicos e de investigação para aplicações como a análise quantitativa da expressão genética, a deteção de mutações genéticas, a monitorização da carga viral e a avaliação das variações do número de cópias [11,12]. Além disso, os avanços tecnológicos em curso continuam a aperfeiçoar as plataformas de dPCR, tornando-as mais acessíveis, eficientes e económicas para uma vasta gama de aplicações em diagnóstico molecular, medicina personalizada e investigação fundamental.

1.2 História da PCR digital (dPCR)

A dPCR reflecte a evolução da tecnologia de deteção e análise molecular, fornecendo soluções sensíveis e precisas para uma vasta gama de aplicações em biologia molecular, diagnóstico médico e investigação científica. A investigação do ADN e do ARN sofreu uma mudança importante desde a introdução da tecnologia da reação em cadeia da polimerase (PCR) por Kary Mullis em 1983 [13]. Desde então, a dPCR surgiu como um avanço importante nos métodos de deteção molecular que permite a quantificação precisa de alvos genéticos. Historicamente, a PCR convencional tem sido o método padrão para detetar a duplicação de ADN em várias aplicações laboratoriais. No entanto, este método tem limitações em termos de sensibilidade, especialmente quando detecta alvos em baixas concentrações. Numa tentativa de melhorar a sensibilidade e a precisão da deteção molecular, a dPCR foi desenvolvida como uma alternativa promissora.

Inicialmente, o conceito básico de dPCR surgiu em 1992, quando Sykes e Colton [14] propuseram a divisão de amostras de PCR em partições discretas para contar o número de genes alvo individualmente. No entanto, o desenvolvimento da tecnologia dPCR começou no início do século XXI, utilizando os avanços na microfluídica e na deteção de fluorescência [15]. Em 2006, Ahmadian et al. [16,17] introduziram o primeiro conceito de dPCR baseado em emulsão, em que uma amostra de PCR é dividida em pequenas gotículas isoladas numa fase oleosa. Esta abordagem permite a quantificação precisa do número de moléculas-alvo numa amostra através da monitorização individual de cada gotícula. Esta tecnologia oferece vantagens significativas em termos de sensibilidade e precisão da deteção molecular. Além disso, no mesmo ano, foram também desenvolvidas plataformas dPCR de base microfluídica, nas quais a amostra de PCR foi dividida em compartimentos discretos num chip microfluídico [18,19]. Esta abordagem permite uma análise mais rápida e mais exacta, separando a amostra em volumes discretos necessários para medições de alta precisão [20,21].

Nos últimos anos, a tecnologia dPCR continuou a registar desenvolvimentos significativos. Foram introduzidos novos métodos, incluindo a microfluídica baseada em gel e a microfluídica baseada em indentação, para melhorar a eficiência da partição da amostra e a sensibilidade da deteção [22,23]. Além disso, a utilização de novas sondas fluorescentes e o desenvolvimento de algoritmos sofisticados de análise de dados melhoraram a precisão do cálculo do número de moléculas-alvo numa amostra [6,24]. A superioridade da dPCR foi comprovada pelas suas aplicações em vários domínios. No diagnóstico médico, a dPCR é utilizada para a deteção de doenças infecciosas, a análise de mutações genéticas e a monitorização quantitativa da terapia génica. A dPCR é uma ferramenta valiosa para estudos de expressão génica, mapeamento de variações genéticas e monitorização digital de RT-PCR [25].

Os recentes desenvolvimentos na tecnologia dPCR incluem a integração com plataformas de automatização e a utilização de pastilhas microfluídicas, que continuam a aumentar o rendimento e a eficiência da análise. À medida que esta tecnologia continua a evoluir, a dPCR tem um grande potencial para se tornar a norma para a deteção molecular precisa no futuro. Com melhorias contínuas na sensibilidade, velocidade e exatidão, a dPCR continuará a apoiar os avanços numa vasta gama de aplicações de investigação biomédica e científica.

1.3 Importância da dPCR nos laboratórios modernos

A dPCR desempenha um papel fundamental nos laboratórios modernos, proporcionando uma análise altamente exacta, sensível e quantitativa dos ácidos nucleicos. A sua versatilidade, precisão e robustez tornam-na uma ferramenta indispensável para uma vasta gama de aplicações, impulsionando os avanços na investigação, diagnóstico e medicina personalizada. A dPCR tem várias vantagens e diversas aplicações, incluindo [8,11,26,27].

1. Com maior precisão e sensibilidade, a dPCR oferece maior precisão e

sensibilidade do que as técnicas tradicionais de PCR. A capacidade de dividir as amostras em milhares ou milhões de reacções individuais permite a quantificação precisa dos ácidos nucleicos alvo, mesmo em concentrações extremamente baixas. Assim, a dPCR é particularmente valiosa para a deteção de mutações raras, alvos de baixa abundância e variações subtis na expressão genética.

2. Quantificação absoluta, ao contrário dos métodos tradicionais de PCR que se baseiam na quantificação relativa utilizando curvas padrão, a dPCR permite a quantificação absoluta dos ácidos nucleicos alvo. Isto elimina a necessidade de padrões de referência e melhora a exatidão e a reprodutibilidade das medições quantitativas. A quantificação absoluta é especialmente crítica em aplicações em que a determinação exacta da concentração do alvo é essencial, como a determinação da carga viral em amostras clínicas ou a quantificação dos níveis de expressão genética.
3. A deteção melhorada de variantes e alterações genéticas, a elevada sensibilidade e precisão da dPCR tornam-na adequada para a deteção e quantificação de variantes genéticas, incluindo polimorfismos de nucleótido único (SNP), inserções, deleções e rearranjos cromossómicos. Esta capacidade tem um valor inestimável em contextos clínicos e de investigação para o estudo de doenças genéticas, mutações cancerígenas e diversidade microbiana.
4. Robusta contra inibidores de PCR, a dPCR é menos suscetível a inibidores de PCR do que os métodos tradicionais de PCR. A partição da amostra em reacções individuais ajuda a atenuar os efeitos dos inibidores presentes em matrizes de amostras complexas, como sangue, tecidos ou amostras ambientais. Esta robustez garante resultados fiáveis e precisos, mesmo em tipos de amostras difíceis.
5. A dPCR tem uma vasta gama de aplicações em vários domínios, incluindo o diagnóstico molecular, a oncologia, a investigação de doenças infecciosas, a monitorização ambiental e a investigação fundamental. É utilizada para quantificar ácidos nucleicos em biópsias líquidas, monitorizar cargas virais em infecções por HIV ou hepatite, detetar doença residual mínima em doentes com cancro, avaliar níveis de expressão genética e estudar comunidades microbianas em amostras ambientais.
6. Os progressos tecnológicos e de automatização e os avanços contínuos na tecnologia dPCR conduziram ao desenvolvimento de plataformas automatizadas, dispositivos microfluídicos e sistemas de elevado rendimento. Estas inovações tornaram a dPCR mais acessível, fácil de utilizar e adequada para estudos em grande escala, acelerando o progresso da investigação e a tradução clínica.

1.4 O panorama atual das aplicações dPCR e os avanços no laboratório

A dPCR ganhou uma força significativa na investigação laboratorial devido à sua capacidade de fornecer quantificação absoluta de ácidos nucleicos com elevada precisão e sensibilidade. É apresentada uma panorâmica do panorama atual das aplicações dPCR e dos avanços na investigação laboratorial.

1. Na investigação do cancro, a dPCR é amplamente utilizada para detetar e quantificar mutações específicas do tumor e ADN tumoral circulante (ctDNA) e para monitorizar a resposta ao tratamento. Os avanços na tecnologia dPCR permitiram a deteção de mutações raras em amostras tumorais heterogéneas, oferecendo potenciais conhecimentos sobre a evolução do tumor e estratégias de tratamento personalizadas [28,29].
2. O diagnóstico de doenças infecciosas e a dPCR têm sido aplicados no diagnóstico e monitorização de doenças infecciosas, como o VIH, a hepatite e a COVID-19. A sua elevada sensibilidade permite a deteção de baixos níveis de ácidos nucleicos virais ou bacterianos, auxiliando o diagnóstico precoce, monitorizando a eficácia do tratamento e detectando estirpes resistentes aos medicamentos [30-32].
3. A biópsia líquida, que envolve a análise de ácidos nucleicos circulantes em fluidos corporais como o sangue, a urina e o líquido cefalorraquidiano, surgiu como um método não invasivo para a deteção e monitorização de doenças. A dPCR desempenha um papel crucial nas aplicações de biópsia líquida, permitindo a deteção e quantificação de ácidos nucleicos circulantes, incluindo ctDNA, células tumorais circulantes (CTCs) e ARN livre de células (cfRNA) [33].
4. A análise da expressão génica e a dPCR são utilizadas para a quantificação exacta dos níveis de expressão génica, oferecendo vantagens em relação aos métodos tradicionais de qPCR, especialmente no caso de transcritos de baixa abundância e níveis de expressão altamente variáveis. Os recentes avanços na tecnologia dPCR melhoraram as capacidades de multiplexagem, permitindo a análise simultânea de múltiplos alvos numa única reação [34,35].
5. Na monitorização ambiental, a dPCR é utilizada para a deteção e quantificação de contaminantes microbianos, agentes patogénicos e organismos geneticamente modificados (OGM) em amostras de solo, água e alimentos. A sua elevada sensibilidade e precisão tornam-na adequada para monitorizar as alterações ambientais e avaliar os impactos dos poluentes nos ecossistemas [36,37].
6. O diagnóstico pré-natal e o teste pré-natal não invasivo (NIPT) e a dPCR estão a ser cada vez mais utilizados para o diagnóstico pré-natal e o NIPT, através da deteção do ADN fetal presente na circulação materna. Esta abordagem não invasiva oferece uma alternativa aos procedimentos invasivos, como a amniocentese e a colheita de vilosidades coriónicas, reduzindo o risco para a mãe e o feto [38].
7. Para o controlo da qualidade na produção biofarmacêutica, a dPCR é utilizada na indústria biofarmacêutica para o controlo da qualidade da produção de proteínas recombinantes e de vectores virais. Permite a quantificação precisa do número de cópias de genes, do título viral e da eficiência da integração do vetor, garantindo a consistência do produto e cumprindo os requisitos regulamentares [39,40].

Os recentes avanços na tecnologia dPCR centraram-se na melhoria da sensibilidade, do rendimento e das capacidades de automatização dos ensaios [41,42]. Globalmente, a dPCR continua a ser uma ferramenta versátil e poderosa na investigação laboratorial, impulsionando avanços em vários domínios, incluindo a medicina, a investigação de doenças infecciosas, o diagnóstico molecular, os produtos biofarmacêuticos e a monitorização ambiental. A sua capacidade para fornecer uma quantificação absoluta com elevada exatidão e reprodutibilidade torna-a indispensável para os investigadores que procuram medições precisas de ácidos nucleicos em diversas amostras biológicas e ambientais.

Capítulo 2

Fundamentos da PCR digital (dPCR)

2.1 Explicação dos princípios subjacentes à dPCR

A dPCR funciona com base nos mesmos princípios fundamentais da PCR tradicional, mas utiliza uma abordagem diferente para a quantificação. O principal princípio subjacente à dPCR é a divisão da amostra em várias reacções individuais, cada uma contendo uma fração da amostra original. Esta partição pode ser efectuada fisicamente (por exemplo, através de microfluídica) ou digitalmente (por exemplo, utilizando métodos baseados em gotículas ou em pastilhas) [20,43-45]. Após a partição da amostra, foi efectuada a amplificação por PCR das sequências de ácidos nucleicos alvo em cada reação. É importante referir que a quantidade de ADN ou ARN alvo presente em cada reação é tal que, idealmente, cada reação contém zero ou uma molécula alvo [18,46].

Após a amplificação, as reacções foram analisadas para determinar quais os produtos que continham a sequência alvo e quais os que não continham. Ao contar o número de reacções positivas e negativas, a concentração absoluta do alvo na amostra original pode ser calculada utilizando métodos estatísticos. A dPCR proporciona uma sensibilidade, precisão e capacidade superiores para avaliar a quantidade de ADN alvo numa determinada amostra. Esta elevada sensibilidade facilita a identificação de mutações raras, variações do número de cópias (CNV), transcrições de baixa expressão, microARNs raros e carga viral mínima. As diferenças substanciais entre as três gerações de PCR são apresentadas na **Figura 2.**

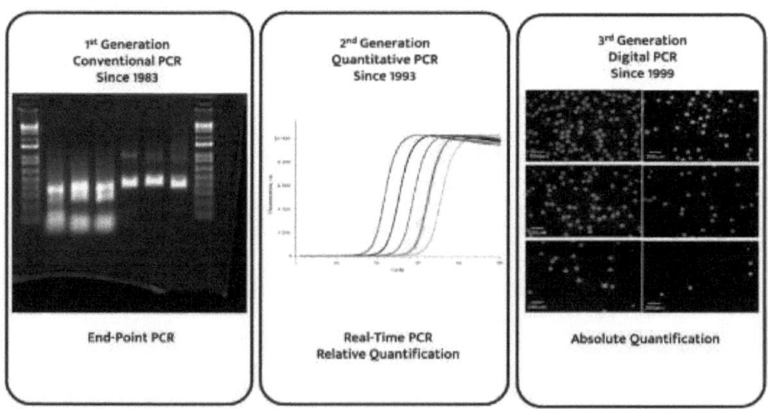

Figura 2. Princípio básico da PCR para cada geração.

2.2 Comparação com técnicas tradicionais de PCR

A reação em cadeia da polimerase tradicional e a PCR digital (dPCR) são técnicas poderosas de biologia molecular utilizadas para a amplificação e deteção de sequências específicas de ácidos nucleicos. A PCR tradicional baseia-se na amplificação exponencial de ADN ou ARN através de ciclos repetidos de desnaturação, recozimento e extensão. Os produtos amplificados são depois quantificados por eletroforese em gel, deteção de fluorescência ou PCR em tempo real (qPCR), que fornece uma quantificação relativa baseada em curvas de amplificação [47-49].

Em contrapartida, a dPCR fornece uma quantificação absoluta sem a necessidade de padrões de referência ou curvas de amplificação. Ao dividir a amostra e realizar a amplificação PCR em reacções individuais, a dPCR pode determinar com precisão a concentração dos ácidos nucleicos alvo na amostra original. Isto torna a dPCR particularmente útil para aplicações que requerem uma quantificação precisa, como a deteção de mutações raras, a quantificação dos níveis de expressão genética ou a medição da carga viral. Estas técnicas complementam-se mutuamente e são utilizadas de forma sinérgica em laboratórios de investigação e diagnóstico para responder a diversas necessidades experimentais [50,51]. Segue-se uma comparação das técnicas tradicionais de PCR com a dPCR [52].

1. Princípio da amplificação

- **PCR** tradicional: Na PCR tradicional, a sequência de ADN ou ARN alvo é amplificada exponencialmente através de ciclos repetidos de desnaturação, recozimento e extensão, utilizando uma enzima ADN polimerase, iniciadores e nucleótidos.
- **PCR digital**: A dPCR divide uma amostra em milhares de reacções individuais, cada uma contendo uma única molécula ou algumas moléculas do ácido nucleico alvo. Após a amplificação, a presença ou ausência do gene alvo foi determinada pela contagem do número de reacções positivas e negativas.

2. Exatidão da quantificação

- **PCR tradicional**: A PCR tradicional permite uma quantificação relativa, em que a abundância do alvo é determinada com base no valor do limiar do ciclo (Ct) ou na intensidade de fluorescência relativa, em comparação com uma amostra de controlo. Esta abordagem é suscetível à variabilidade na eficiência da reação e aos inibidores da PCR.
- **PCR digital**: A dPCR permite a quantificação absoluta através da contagem direta do número de moléculas alvo presentes numa amostra. Esta abordagem proporciona maior exatidão e precisão, particularmente para alvos de baixa abundância e amostras com matrizes complexas.

3. Sensibilidade de deteção

- **PCR tradicional**: A PCR tradicional é limitada pela sua sensibilidade de deteção, sendo normalmente capaz de detetar alvos presentes em concentrações acima de um determinado limiar, que pode variar consoante o ensaio e a instrumentação utilizados.

- **PCR digital**: A dPCR oferece uma maior sensibilidade e é capaz de detetar e quantificar alvos presentes em concentrações muito baixas, mesmo ao nível de uma única molécula. Isto torna-a adequada para aplicações que requerem a deteção de mutações raras ou de doença residual mínima.

4. **Gama dinâmica**

- **PCR tradicional**: A gama dinâmica da PCR tradicional é limitada por factores como a eficiência do iniciador, a cinética da amplificação e a saturação do sinal. A exatidão da quantificação diminuiu tanto em concentrações alvo baixas como altas.
- **PCR digital**: A dPCR oferece uma gama dinâmica mais alargada, abrangendo várias ordens de grandeza, sem as limitações associadas à saturação do sinal. Isto permite uma quantificação exacta numa vasta gama de concentrações alvo.

5. **Capacidade de multiplexagem**

- **PCR tradicional**: A PCR multiplex permite a amplificação e deteção de várias sequências alvo numa única reação, utilizando vários pares de primers e sondas fluorescentes com espectros de emissão distintos. No entanto, a multiplexagem pode aumentar a complexidade da conceção e otimização do ensaio.
- **PCR digital**: A dPCR suporta a multiplexagem através da divisão da amostra em compartimentos distintos, cada um contendo um conjunto diferente de sondas primárias. Isto permite a deteção e quantificação simultâneas de múltiplos alvos sem reatividade cruzada ou interferência.

6. **Fluxo de trabalho e tempo prático**

- **PCR tradicional**: A PCR tradicional envolve menos passos, incluindo a preparação, amplificação e análise, e pode ser efectuada em poucas horas. No entanto, é necessária uma otimização cuidadosa das condições de reação e a validação dos resultados.
- **PCR digital**: os fluxos de trabalho de dPCR podem ser mais trabalhosos e demorados devido à necessidade de partição de amostras, geração de gotículas (dPCR em gotículas) e análise de dados. Estão disponíveis plataformas automatizadas e sistemas integrados para otimizar os fluxos de trabalho e reduzir o tempo de execução.

2.3 Principais componentes e fluxo de trabalho envolvidos na dPCR

A dPCR envolve a partição de uma amostra em numerosas reacções individuais, cada uma contendo uma única ou poucas moléculas do ácido nucleico alvo [53]. Este fracionamento permite a quantificação absoluta do alvo sem depender de padrões ou amostras de referência. Os principais componentes e etapas do fluxo de trabalho envolvidos na dPCR são os seguintes:

1. **Preparação da amostra**

O ácido nucleico alvo deve ser isolado e purificado a partir da amostra de interesse utilizando os métodos de extração adequados. O fluxo de trabalho começou com a preparação de amostras de ácido nucleico para análise. Isto pode envolver passos de extração e purificação para isolar o ADN ou ARN alvo da matriz da amostra. Os ácidos nucleicos extraídos são normalmente quantificados e a sua pureza é verificada para garantir um desempenho ótimo no ensaio dPCR [2,54].

2. Conceção de primers e sondas

Foram concebidos primers e sondas específicos para a sequência-alvo de interesse. As sondas são normalmente marcadas com fluoróforos, como FAM e VIC, e supressores para permitir a deteção do sinal. O FAM é utilizado na formulação de sondas de oligonucleótidos marcados com fluoresceína e é principalmente utilizado para identificar a presença de ácidos nucleicos complementares ou iniciadores em aplicações de reação em cadeia da polimerase. Os oligonucleótidos com marcação com fluoresceína num dos terminais e um supressor no terminal oposto podem funcionar eficazmente como balizas moleculares [25,55].

Além disso, o VIC é um corante xanteno assimétrico com fluorescência na região amarelo-verde do espetro, e as suas propriedades espectrais são semelhantes às do HEX e do JOE. Este corante é amplamente utilizado para marcar sondas de PCR em tempo real. A azida VIC, um isómero 6, é um corante xanteno assimétrico com propriedades espectrais semelhantes às do HEX e do JOE e é muito utilizado para marcar sondas de PCR. Este derivado é uma azida utilizada para a conjugação de corantes através da química de clique [56,57]. Do mesmo modo, o fosforamidito VIC (isómero 6) é um corante xanteno assimétrico com propriedades espectrais semelhantes às do HEX e do JOE. Marcação útil para sondas qPCR.

3. Partição da amostra

A partição da amostra foi realizada para distribuir as moléculas de ácido nucleico em reacções individuais. Cada amostra foi dividida em várias reacções individuais, cada uma contendo uma pequena fração da amostra original. O particionamento pode ser efectuado através de vários métodos, incluindo técnicas baseadas em gotículas (por exemplo, dPCR de gotículas, métodos baseados em chips ou dispositivos microfluídicos). Existem dois métodos principais de particionamento: a) dPCR em gotículas, em que a amostra é emulsionada em gotículas de água em óleo, contendo cada gotícula uma única molécula ou algumas moléculas do ácido nucleico alvo; e b) dPCR em pastilha, em que a amostra é particionada em câmaras microfluídicas ou poços numa pastilha, contendo cada câmara/poço uma única molécula ou algumas moléculas do ácido nucleico alvo (NA) [10,22].

4. Amplificação por PCR

A amplificação por PCR das sequências alvo foi realizada em cada reação compartimento ou gotícula. O processo de amplificação envolve normalmente a desnaturação do ADN, recozimento dos iniciadores às sequências-alvo e extensão do os primers utilizando uma enzima DNA polimerase é apresentado na **Figura 3**.

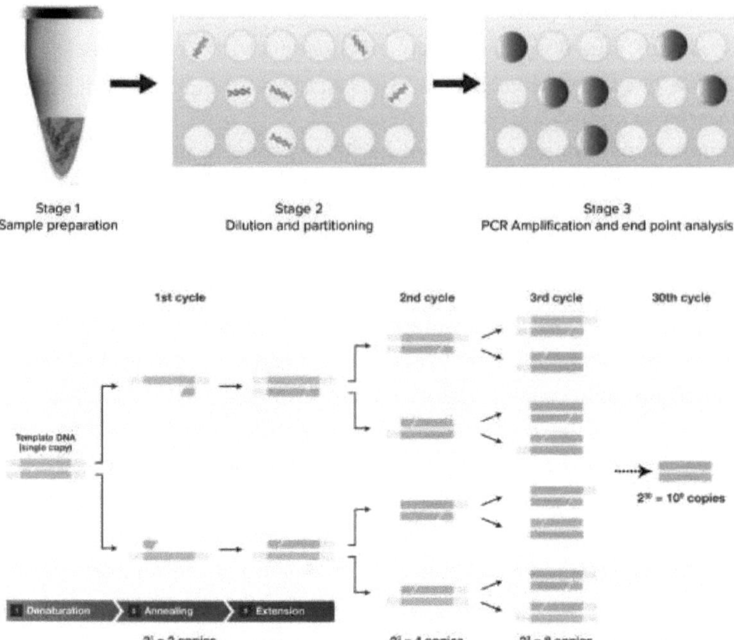

Figura 3. Três fases sequenciais de desnaturação da PCR (1), recozimento (2) e extensão (3) são exemplificadas no ciclo inicial. Além disso, representa visualmente a natureza iterativa do ciclo de PCR, resultando numa amplificação exponencial do alvo de ADN desejado.

A mistura de reação contém normalmente a ADN polimerase, os primers, as sondas, os nucleótidos e os componentes do tampão necessários para a amplificação por PCR. No processo de amplificação, vulgarmente conhecido como PCR, que é efectuado em ciclos térmicos, estas condições incluem vários passos principais para a replicação de segmentos de ADN [8,9,58]:

a) A desnaturação, o passo inicial, envolve a separação do ADN de cadeia dupla em duas cadeias simples. Isto é conseguido através do aquecimento da amostra de ADN a uma temperatura elevada, tipicamente cerca de 94-98°C, que quebra as ligações de hidrogénio entre pares de bases complementares. Como resultado, as cadeias de ADN desenrolam-se e formam duas cadeias separadas.

b) Após a desnaturação, a temperatura da reação foi reduzida para permitir que os iniciadores se ligassem às suas sequências complementares no ADN alvo. Os iniciadores utilizados eram sequências curtas de ADN de cadeia simples, concebidas para se ligarem especificamente a regiões que flanqueiam a sequência-alvo. O recozimento ocorre normalmente a uma temperatura de aproximadamente 50-65°C, dependendo da temperatura de fusão (Tm) dos primers e dos requisitos específicos da reação. Durante este passo, os primers são hibridizados com as suas sequências complementares num modelo de ADN de cadeia simples.

c) Extensão (alongamento): Depois de os primers estarem ligados, a temperatura é aumentada para um intervalo ótimo para a enzima ADN polimerase estender os primers através da síntese de novas cadeias de ADN. A enzima DNA polimerase catalisa a adição de nucleótidos à extremidade 3' do iniciador, utilizando um modelo de DNA de cadeia simples como guia. Esta extensão ocorre na direção 5-3', resultando na síntese de uma nova cadeia de ADN complementar. A temperatura óptima para a atividade da ADN polimerase é normalmente de cerca de 72°C, embora esta temperatura possa variar em função da enzima específica utilizada. Os procedimentos acima mencionados são efectuados iterativamente, denominados "ciclados", abrangendo aproximadamente 25 a 35 repetições. Este processo iterativo conduz à geração exponencial de réplicas precisas do ADN alvo pretendido.

5. **Após a amplificação por PCR**, os produtos foram submetidos a uma análise de ponto final para determinar quais as sequências que continham a sequência alvo e quais as que não continham. Isto pode ser conseguido utilizando vários métodos de deteção, como a deteção de fluorescência, que permite a discriminação entre reacções positivas e negativas com base na presença ou ausência de sinais fluorescentes. Na dPCR em gota, os sinais de fluorescência das sondas marcadas são detectados em cada gota utilizando um detetor de fluorescência, enquanto na dPCR em pastilha, os sinais de fluorescência são detectados utilizando sistemas de imagem ou microscópios de fluorescência.

6. **Para a análise dos dados**, os resultados da análise do ponto final foram utilizados para calcular a concentração absoluta do alvo na amostra original utilizando algoritmos estatísticos. Isto envolve a contagem do número de reacções positivas e negativas e a aplicação de modelos matemáticos para estimar a concentração de moléculas de ácido nucleico alvo.

7. **Quantificação e Interpretação,** a concentração absoluta do ácido nucleico alvo foi determinada com base no número de reacções positivas e no número total de reacções. Os resultados são normalmente comunicados como cópias por microlitro ou cópias por nanograma do ácido nucleico de entrada, fornecendo uma quantificação precisa do alvo.

8. **A validação e o controlo de qualidade dos ensaios de dPCR** envolvem a avaliação da sensibilidade, especificidade, linearidade e reprodutibilidade utilizando materiais de referência ou amostras de controlo. As medidas de controlo de qualidade, incluindo a calibração adequada do instrumento, a otimização do ensaio e a normalização dos dados, garantiram a exatidão e a fiabilidade dos resultados da dPCR.

2.4 Outros métodos de PCR digital

A dPCR é fiável e pode ser utilizada para quantificar com precisão os ácidos nucleicos; por conseguinte, foram desenvolvidos vários métodos para estabelecer a utilização deste método nos laboratórios actuais. Existem vários métodos e plataformas para efetuar a dPCR com base no método, na utilidade e nas vantagens descritas abaixo.

1. **PCR digital baseada em chip (cdPCR)**

A PCR digital baseada em chips (cdPCR) envolve a utilização de chips microfluídicos para dividir uma amostra em milhares de câmaras de reação. A amostra que contém as moléculas de ácido nucleico alvo foi carregada no chip, e cada câmara do chip foi ocupada por zero ou uma molécula da sequência alvo. Após a amplificação por PCR, foi detectada a presença ou ausência da sequência alvo em cada câmara e as células foram contadas para quantificação absoluta [21,26,40].

As vantagens da cdPCR incluem: a) elevada precisão e sensibilidade, uma vez que o chip divide a amostra em milhares de câmaras, permitindo uma quantificação precisa mesmo em concentrações-alvo muito baixas; b) risco reduzido de contaminação, uma vez que os chips microfluídicos minimizam o risco de contaminação da amostra, uma vez que a reação ocorre em câmaras seladas; e c) automatização, uma vez que as plataformas cdPCR são frequentemente fornecidas com fluxos de trabalho automatizados, reduzindo o tempo de trabalho e aumentando o rendimento. A cdPCR é particularmente útil para aplicações que exigem elevada precisão e sensibilidade, como a deteção de mutações raras, a análise da variação do número de cópias e a quantificação absoluta de ácidos nucleicos no diagnóstico clínico e na investigação [59,60].

2. **dPCR com base em câmara microfluídica (mcdPCR)**

Tal como a cdPCR, a dPCR baseada em câmaras microfluídicas também utiliza tecnologia microfluídica para dividir as amostras em câmaras de reação distintas. O princípio da dPCR baseada em câmara microfluídica é que a partição da amostra é conseguida através da utilização de canais microfluídicos para compartimentar a amostra em câmaras individuais. Cada câmara foi então sujeita a amplificação por PCR, tendo sido detectada a presença ou ausência da sequência-alvo [19-21].

As vantagens da dPCR baseada em câmaras microfluídicas incluem as seguintes: a) quantificação exacta, em que as câmaras microfluídicas asseguram uma partição exacta da amostra, conduzindo a uma quantificação exacta das moléculas-alvo; e b) escalabilidade, em que os dispositivos microfluídicos podem ser concebidos para acomodar diferentes volumes de amostra e números de partições, tornando-os adequados a várias necessidades experimentais. A dPCR baseada em câmaras microfluídicas é útil para aplicações que exigem elevada sensibilidade e precisão, como a deteção de alelos raros, a análise da expressão genética e a quantificação microbiana [18].

3. **dPCR com base em chips de micropoços**

A dPCR baseada em pastilhas de micropoços envolve a utilização de pastilhas que contêm matrizes de micropoços para a divisão da amostra. A amostra foi carregada no chip, onde foi dividida em micropoços individuais. Cada micropoço serviu como um recipiente de reação independente para a amplificação por PCR, permitindo a quantificação absoluta das moléculas alvo [61]. As vantagens da dPCR baseada em micropoços incluem as seguintes: a) elevado rendimento, os micropoços podem acomodar um grande número de reacções em simultâneo, permitindo uma análise de elevado rendimento; e b) versatilidade e podem ser adaptados a várias aplicações de dPCR, incluindo genotipagem, análise da expressão genética e quantificação da carga viral. A dPCR baseada em pastilhas de micropoços é útil para aplicações que exijam um elevado rendimento e escalabilidade, como a genotipagem à escala da população, o diagnóstico e a monitorização ambiental [62-64].

4. PCR digital de cristal

A Crystal dPCR utiliza gotículas de emulsão que contêm reagentes de PCR e ácidos nucleicos alvo para dividir as amostras em compartimentos discretos [65-67]. A partição da amostra foi conseguida encapsulando a amostra em gotículas de emulsão água-em-óleo, com cada gotícula a conter zero ou uma molécula alvo. Após a amplificação da PCR, as gotículas contendo os produtos amplificados foram contadas para determinar a concentração absoluta das moléculas alvo. As vantagens da dPCR em cristal incluem as seguintes: a) sensibilidade a uma única molécula, a dPCR em cristal pode detetar e quantificar moléculas-alvo únicas, o que a torna altamente sensível; e podem ser analisados vários alvos simultaneamente na mesma amostra, utilizando diferentes sondas fluorescentes [67]. A dPCR em cristal é útil para aplicações que exigem elevada sensibilidade e multiplexagem, como a deteção de mutações raras, a biópsia líquida e a quantificação da carga viral.

5. PCR digital com chip em tubo (ctdPCR)

A dPCR chip-in-a-tube combina as vantagens da tecnologia de chip microfluídico com a simplicidade das reacções em tubo. A partição da amostra foi conseguida utilizando canais microfluídicos dentro de um tubo descartável, que foi selado para a amplificação por PCR. Após a amplificação, o tubo foi analisado para determinar a presença ou ausência de moléculas-alvo [68-70]. As vantagens da dPCR chip-in-a-tube incluem a) os sistemas chip-in-a-tube oferecem a comodidade das reacções em tubo, beneficiando simultaneamente da precisão da partição microfluídica e b) a natureza descartável dos tubos reduz o risco de contaminação cruzada e elimina a necessidade de protocolos complexos de limpeza dos instrumentos. A dPCR "chip-in-a-tube" é útil para aplicações que exigem simplicidade, como o diagnóstico no local de prestação de cuidados, a monitorização ambiental e os testes de segurança alimentar [71,72].

6. dPCR com base em chips semicondutores

A dPCR baseada em pastilhas semicondutoras utiliza tecnologia de semicondutores para a deteção de sinais digitais durante a amplificação da PCR. Durante a amplificação por PCR, os iões de hidrogénio libertados como subprodutos da síntese de ADN são detectados por um chip semicondutor, gerando um sinal digital que corresponde ao número de moléculas alvo presentes na amostra [73,74]. As vantagens da dPCR com base em pastilhas semicondutoras incluem: a) deteção em tempo real; a dPCR com base em pastilhas semicondutoras permite a monitorização em tempo real da amplificação da PCR, possibilitando a quantificação rápida das moléculas-alvo; e b) elevada sensibilidade, o que a torna adequada para aplicações que exijam a deteção de alvos de baixa abundância. A dPCR baseada em pastilhas semicondutoras é útil para aplicações que requerem monitorização em tempo real e elevada sensibilidade, como a análise da expressão genética, a deteção de agentes patogénicos e a investigação oncológica [75-78].

Capítulo 3

Vantagens da PCR digital (dPCR)

3.1 Maior precisão e sensibilidade

A dPCR oferece maior precisão e sensibilidade em comparação com as técnicas tradicionais de PCR. Ao dividir a amostra em numerosas reacções individuais, a dPCR reduz o potencial de efeitos estocásticos e de distorção da amplificação, resultando numa quantificação mais exacta dos ácidos nucleicos alvo. A capacidade de analisar cada reação de forma independente permite a determinação precisa da concentração alvo, mesmo em concentrações extremamente baixas. Esta maior precisão e sensibilidade tornam a dPCR particularmente adequada para aplicações que requerem a deteção de mutações raras, a quantificação de alvos de baixa abundância e a medição exacta de diferenças subtis nos níveis de expressão genética [4,6].

A maior precisão da dPCR resulta da sua capacidade de dividir a amostra em numerosas reacções discretas, permitindo uma quantificação mais exacta das moléculas-alvo. Esta elevada precisão é particularmente valiosa em contextos de investigação em que a quantificação exacta é crucial para o estudo da expressão genética, a deteção de mutações raras ou a quantificação de variações do número de cópias [29,79]. Os investigadores podem confiar na dPCR para obter resultados precisos e reprodutíveis, o que é crucial para o avanço da compreensão científica em vários domínios.

Além disso, a sensibilidade acrescida da dPCR permite a deteção de níveis extremamente baixos do ADN alvo, tornando-a inestimável para o diagnóstico clínico. A deteção precisa e sensível de mutações genéticas ou agentes patogénicos é importante para o diagnóstico de doenças, prognóstico e monitorização do tratamento em laboratórios clínicos. A capacidade da dPCR para detetar mutações raras ou alvos de baixa abundância com elevada sensibilidade aumenta a sua utilidade em contextos clínicos, conduzindo potencialmente à deteção precoce de doenças e a abordagens de tratamento personalizadas [53,80].

No entanto, embora uma maior precisão e sensibilidade sejam atributos desejáveis da dPCR, as suas implicações variam consoante o contexto de utilização. Em contextos de investigação, a principal preocupação é obter uma precisão aceitável para garantir dados fiáveis e reprodutíveis. Os investigadores esforçam-se frequentemente por obter coeficientes de variação (CV) baixos para minimizar a variabilidade experimental e garantir a exatidão dos seus resultados. Com a precisão superior da dPCR, os investigadores podem detetar com confiança diferenças subtis na abundância do alvo, facilitando a análise e interpretação dos dados.

Em contrapartida, o diagnóstico clínico dá prioridade à sensibilidade para detetar com precisão os biomarcadores relacionados com a doença. A capacidade da dPCR para detetar mutações raras ou quantidades vestigiais de agentes patogénicos é particularmente benéfica para o diagnóstico de doenças em fases iniciais, quando os métodos convencionais podem não conseguir detectá-las [81-83]. No entanto, é essencial equilibrar a sensibilidade com a especificidade para minimizar os resultados falsos positivos, que podem levar a intervenções desnecessárias ou à ansiedade dos doentes. Assim, os laboratórios clínicos devem validar rigorosamente os ensaios dPCR para garantir a sua fiabilidade e precisão no diagnóstico de doenças [84].

Além disso, a implementação da dPCR em laboratórios clínicos requer medidas robustas de controlo de qualidade e a adesão a normas regulamentares para garantir resultados consistentes e exactos. Os laboratórios devem validar os ensaios dPCR de acordo com as diretrizes estabelecidas, tais como as fornecidas pelas agências reguladoras, como a FDA ou organizações de normas internacionais. Além disso, programas contínuos de garantia de qualidade e testes de proficiência ajudarão a garantir a fiabilidade e a comparabilidade dos resultados da dPCR em diferentes laboratórios. Vários componentes contribuem para aumentar a precisão e a sensibilidade da dPCR, cada um dos quais desempenha um papel crucial na obtenção de uma quantificação exacta das moléculas de ADN alvo.

1. O particionamento microfluídico, os dispositivos microfluídicos ou os geradores de gotículas dividem a mistura de PCR em milhares ou milhões de compartimentos discretos, cada um contendo uma única molécula de ADN. Esta partição minimiza a competição entre moléculas de ADN durante a amplificação, reduz os falsos positivos e aumenta a precisão [85,86] .
2. As polimerases de ADN de alta fidelidade asseguram a amplificação exacta das sequências de ADN alvo, minimizando os erros durante a amplificação por PCR. Estas polimerases têm capacidades de revisão, reduzem a probabilidade de introdução de mutações e melhoram a exatidão da quantificação [87-89].
3. As sondas fluorescentes, tais como sondas de hidrólise (por exemplo, sondas TaqMan) ou balizas moleculares, ligam-se especificamente à sequência de ADN alvo e emitem fluorescência após amplificação. Utilizando sondas fluorescentes, a dPCR atinge uma elevada especificidade, reduz o ruído de fundo e melhora a sensibilidade [82,90].
4. Sistemas de deteção avançados, sistemas de imagiologia de alta resolução e fotodetectores sensíveis detectam sinais de fluorescência de partições individuais, permitindo a quantificação precisa de reacções positivas. Estes sistemas de deteção permitem a contagem exacta das moléculas-alvo e contribuem para o aumento da sensibilidade da dPCR [53,91].
5. Algoritmos de análise de dados, em algoritmos de análise de dados, algoritmos sofisticados de análise de dados processam sinais de fluorescência de partições individuais, distinguindo entre reacções positivas e negativas com elevada confiança. Estes algoritmos têm em conta o ruído de fundo, as variações da intensidade de

fluorescência e a eficiência da partição, melhorando assim a exatidão da quantificação [92] .

Ao testar amostras utilizando a dPCR, a precisão e a sensibilidade são medidas importantes que avaliam a fiabilidade e a exatidão dos resultados obtidos, como demonstrado pelas várias medidas de precisão e sensibilidade descritas abaixo. Para medir a precisão, são analisados três aspectos principais, incluindo o coeficiente de variação (CV), que quantifica a variabilidade das medições repetidas numa amostra. Um CV mais baixo indica uma maior precisão, o que implica que as medições são mais consistentes e reprodutíveis, e b) os intervalos de confiança fornecem um intervalo dentro do qual é provável que se situe o valor verdadeiro da concentração de ADN-alvo. Intervalos de confiança mais estreitos indicam maior precisão; e c) reprodutibilidade: a avaliação da reprodutibilidade dos resultados em várias experiências ou execuções fornece informações sobre a precisão do ensaio dPCR. Medições consistentes com uma variação mínima indicam uma precisão elevada [8,93].

Além disso, para medir a sensibilidade dos testes com dPCR, foram confirmados vários factores, incluindo o limite de deteção (LOD), que representa a concentração mais baixa de ADN-alvo que pode ser detectada de forma fiável com um nível de confiança especificado [94-96] . Os LOD mais baixos indicam uma maior sensibilidade, o que implica a capacidade de detetar quantidades mais pequenas de ADN-alvo. b) O limite de quantificação (LOQ) é definido como a concentração mais baixa de ADN-alvo que pode ser quantificada com exatidão e com uma precisão aceitável [97]. Um LOQ mais baixo sugere uma maior sensibilidade na quantificação do ADN alvo, e c) a taxa de falsos positivos, que reflecte a ocorrência de falsos positivos, ou seja, a deteção do ADN alvo quando este não está presente, ajuda a avaliar a sensibilidade do ensaio dPCR [98,99]. Uma taxa de falsos positivos mais baixa indica uma maior sensibilidade. d) Análise de séries de diluição: A construção de uma série de diluições com concentrações conhecidas de ADN-alvo permite determinar a sensibilidade do ensaio numa gama de concentrações. A deteção fiável do ADN alvo em diluições mais baixas significa uma sensibilidade mais elevada [74,100,101] .

Com base nesta explicação, as medidas de elevada precisão e sensibilidade indicam que os resultados dos testes de amostras obtidos com a dPCR são exactos e fiáveis. A otimização das condições do ensaio, incluindo a conceção de iniciadores e sondas, os parâmetros do ciclo e os algoritmos de análise de dados, desempenha um papel importante na melhoria da precisão e da sensibilidade dos testes de amostras baseados na dPCR. As medidas de controlo de qualidade de rotina e as experiências de validação são essenciais para garantir a robustez e o desempenho dos ensaios dPCR em aplicações reais, especialmente nos laboratórios de investigação contemporâneos. Vários factores podem conduzir a uma diminuição da sensibilidade e da precisão e a resultados inexactos nos ensaios dPCR, reduzindo assim a fiabilidade e a validade do ensaio.

1. A contaminação com moléculas de ADN estranhas, provenientes de fontes ambientais ou de experiências anteriores, pode conduzir a resultados falso-positivos. As práticas laboratoriais rigorosas, incluindo a utilização de espaços de trabalho separados para as actividades pré e pós-PCR, equipamento esterilizado e procedimentos de descontaminação de rotina, são essenciais para minimizar a contaminação.
2. Na conceção de iniciadores e sondas, uma conceção incorrecta dos mesmos pode resultar numa amplificação inespecífica, conduzindo a sinais falsos positivos. A análise bioinformática exaustiva e a validação de iniciadores e sondas contra sequências não alvo são cruciais para garantir a especificidade e minimizar a reatividade cruzada.
3. A inibição da PCR e as substâncias inibidoras presentes na amostra, como os inibidores da PCR ou os contaminantes dos procedimentos de extração da amostra, podem interferir com a amplificação da PCR, conduzindo a resultados falso-negativos. A diluição ou purificação da amostra, , bem como a otimização das condições de PCR, podem ajudar a aliviar a inibição da PCR e melhorar o desempenho do ensaio.
4. A eficiência de partição, a variabilidade na eficiência de partição das plataformas dPCR pode introduzir imprecisões na quantificação. A monitorização e a otimização dos parâmetros de partição, como o tamanho e a distribuição das gotículas, podem ajudar a melhorar a exatidão e a precisão dos ensaios dPCR.
5. A relação sinal/ruído, a fluorescência de fundo elevada ou os níveis de ruído podem obscurecer os verdadeiros sinais positivos, conduzindo a uma quantificação incorrecta. A otimização das sondas fluorescentes e a utilização de algoritmos de processamento de sinal adequados podem ajudar a melhorar a relação sinal-ruído e a fiabilidade dos resultados da dPCR.
6. A integridade da amostra, a degradação ou a fragmentação do ADN alvo durante a preparação da amostra podem comprometer a exatidão da quantificação por dPCR. As medidas de controlo da qualidade, incluindo a avaliação da integridade e fragmentação do ADN, são essenciais para garantir a fiabilidade das entradas de amostras.
7. Artefactos de análise de dados, técnicas de análise de dados impróprias ou a utilização de software de análise inadequado podem resultar em imprecisões na quantificação e interpretação dos resultados da dPCR. São necessários pipelines de análise de dados normalizados e uma validação exaustiva dos algoritmos de análise para minimizar o risco de falsa sensibilidade e precisão. Ao abordar estas potenciais

fontes de erro e ao implementar medidas rigorosas de controlo de qualidade, os investigadores e os laboratórios clínicos podem reduzir o risco de falsa sensibilidade, precisão e resultados imprecisos nos testes dPCR, garantindo assim a fiabilidade e a validade das suas conclusões.

3.2 Quantificação absoluta sem recurso a padrões

Uma das principais vantagens da dPCR é a sua capacidade de fornecer uma quantificação absoluta dos ácidos nucleicos alvo sem padrões de referência. Ao contrário dos métodos tradicionais de PCR, que se baseiam na quantificação relativa com base em curvas-padrão, a dPCR calcula a concentração absoluta do alvo na amostra original diretamente a partir do número de reacções positivas e negativas [57,102,103].

Isto eliminou a variabilidade associada à geração e calibração da curva padrão, resultando numa quantificação mais fiável e reprodutível. A quantificação absoluta desempenha um papel importante na determinação precisa e exacta de concentrações-alvo e é utilizada em vários diagnósticos clínicos, na monitorização ambiental e na análise quantitativa da expressão genética. A dPCR tem a sua própria forma de obter a quantificação absoluta sem depender de padrões externos e é descrita da seguinte forma.

1. Após a divisão da amostra, a dPCR divide-a em milhares ou milhões de reacções individuais, cada uma contendo uma única molécula de ADN ou um pequeno número de moléculas de ADN. Esta partição é normalmente conseguida utilizando dispositivos microfluídicos ou geradores de gotículas que distribuem a amostra em compartimentos discretos. Idealmente, cada reação deve conter zero ou uma molécula alvo, permitindo a contagem discreta das moléculas alvo. O processo de partição de amostras utilizando a dPCR é apresentado na **Figura 4.**

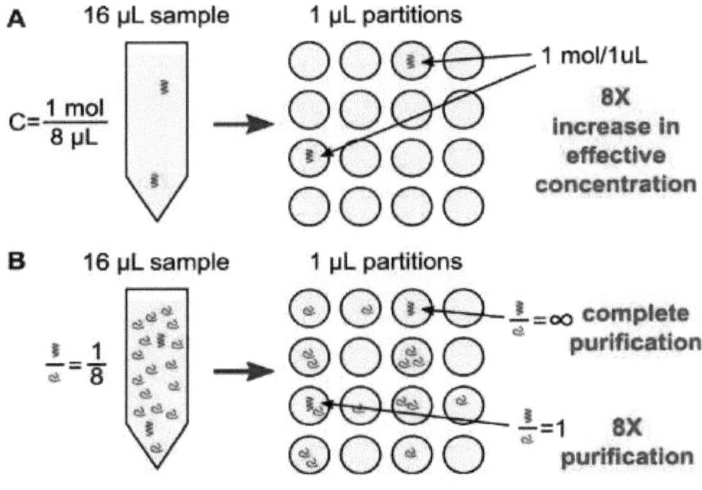

Figura 4. Processamento de amostras particionadas utilizando PCR digital. **Observações**: Na linha A, o processo de partição da amostra é efectuado para aumentar a concentração efectiva até oito vezes, enquanto na linha B, o processo de purificação é efectuado através da remoção da concentração, dos compostos e das substâncias interferentes na amostra original, aumentando assim a exatidão e a precisão da amostra.

2. Distribuição de Poisson: ao assegurar que cada partição contém apenas um número limitado de moléculas de ADN, a dPCR explora os princípios da distribuição de Poisson. De acordo com a estatística de Poisson, a probabilidade de uma partição conter mais de uma molécula de ADN é baixa quando a ocupação média por partição é baixa [104]. Isto permite à dPCR obter uma amplificação digital, em que uma molécula de ADN está presente numa partição (resultando num sinal positivo) ou ausente (resultando num sinal negativo). O processo de distribuição de Poisson na dPCR é apresentado na **Figura 5**, e a concentração-alvo determinada pela dPCR é apresentada na **Figura 6**. Nos laboratórios actuais, a utilização da distribuição de Poisson na dPCR oferece várias vantagens fundamentais que contribuem para melhorar a precisão e a fiabilidade da quantificação absoluta, que são descritas a seguir:

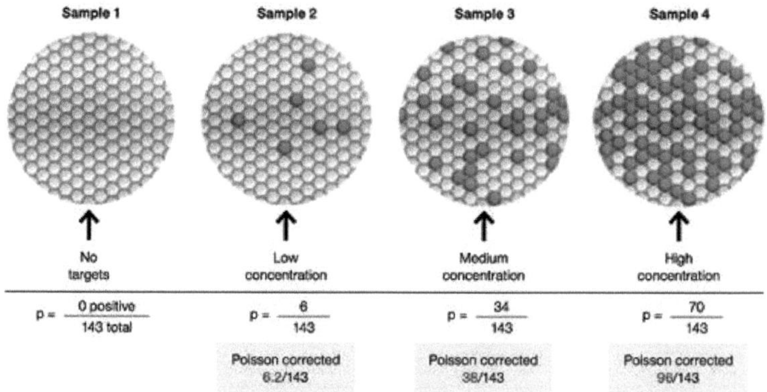

Figura 5. O processo de distribuição de Poisson na dPCR

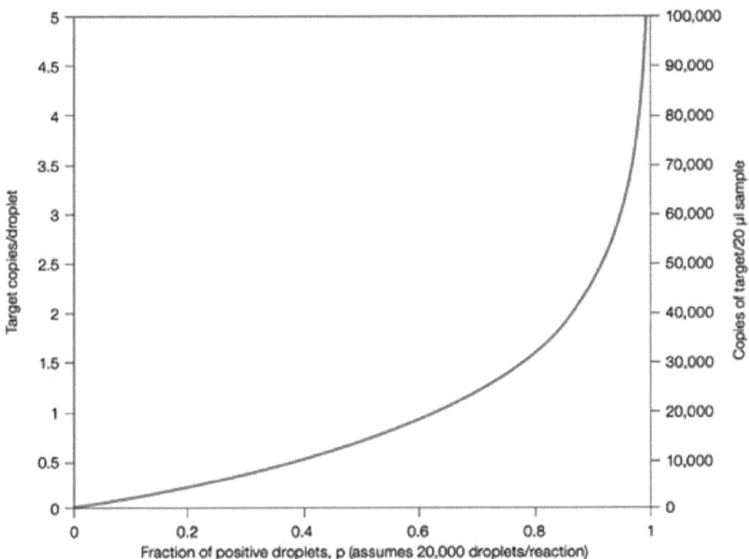

Figura 6. Concentração do alvo por dPCR.

a. *Em concentrações-alvo baixas,* a distribuição de Poisson descreve com precisão a probabilidade de observar um determinado número de eventos (por exemplo, moléculas de ADN) num dado volume, assumindo uma distribuição aleatória e independente. Na dPCR, em que as amostras são divididas em numerosos compartimentos discretos, esta distribuição permite uma quantificação exacta, particularmente a baixas concentrações alvo. Mesmo com ocupação esparsa por partição, a distribuição de Poisson fornece uma estrutura robusta para estimar o número real de moléculas alvo.

b. *Eliminação do viés de quantificação,* ao contrário dos métodos tradicionais de PCR que se baseiam na quantificação relativa utilizando curvas padrão ou amostras de referência, a dependência da dPCR na distribuição de Poisson permite a quantificação absoluta. Isto eliminou os potenciais enviesamentos introduzidos por variações na eficiência da amplificação, na eficiência da extração de ADN ou por diferenças nas condições de PCR. Como resultado, a dPCR fornece uma quantificação imparcial e exacta, independentemente dos factores específicos do ensaio.

c. *A* amplificação *digital, a sensibilidade* e a distribuição de Poisson facilitam a amplificação digital na dPCR, em que a amplificação ocorre ao nível de uma única molécula em partições individuais. Esta natureza digital da amplificação permite a deteção e quantificação sensíveis de alvos de baixa abundância, uma vez que cada reação positiva representa inequivocamente a presença de pelo menos uma molécula alvo. Consequentemente, a dPCR apresenta uma maior sensibilidade, o que é particularmente benéfico para a deteção de mutações raras, expressão genética de baixo nível e quantidades vestigiais de agentes patogénicos.

d. Em termos de confiança estatística nos resultados, a distribuição de Poisson fornece um quadro estatístico para avaliar a confiança e a incerteza associadas aos resultados da dPCR. Os intervalos de confiança e os testes estatísticos derivados da distribuição de Poisson ajudam a avaliar a precisão e a fiabilidade das estimativas de quantificação. Os investigadores podem expressar confiança na exatidão dos resultados e determinar a incerteza que rodeia as concentrações-alvo comunicadas, aumentando assim a robustez da interpretação dos dados.

e. Em termos de flexibilidade e adaptabilidade, a distribuição de Poisson acomoda variações no volume da amostra, na eficiência da partição e nas condições de amplificação, oferecendo flexibilidade na conceção experimental e na análise de dados. Esta adaptabilidade permite que os ensaios dPCR sejam adaptados a diversas aplicações e tipos de amostras, garantindo assim uma quantificação exacta numa vasta gama de condições experimentais.

5. Amplificação PCR de ponto final, na dPCR a amplificação é efectuada até ao ponto final

o que significa que a reação é interrompida antes de ser atingida a fase de patamar. Esta

assegurou que a amplificação era quantitativa, em que cada reação positiva

representa a presença de pelo menos uma molécula alvo no início da reação.

A Figura 7 apresenta uma ilustração da sinalização na amplificação por PCR de ponto final.

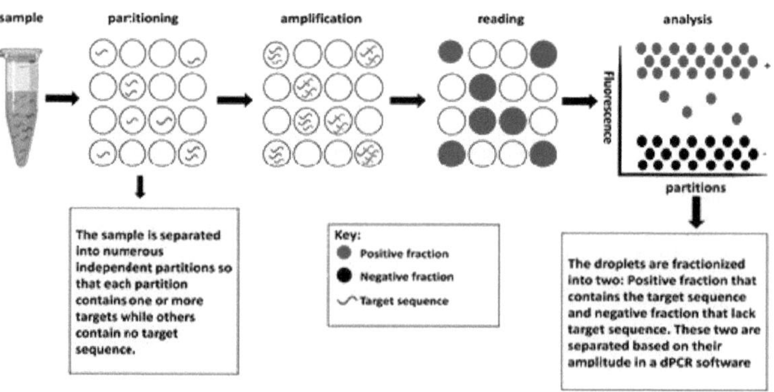

Figura 7. Sinalização na amplificação de PCR de ponto final

6. Após a amplificação, a dPCR foi utilizada para medir o sinal de fluorescência em cada partição para determinar se a amplificação ocorreu. As partições com fluorescência acima de um limiar pré-determinado foram consideradas positivas, indicando a presença de uma molécula de ADN alvo. A dPCR calcula a concentração

do ADN alvo na amostra original contando o número de partições positivas e o número total de partições.

7. A quantificação absoluta, uma vez que a dPCR conta diretamente o número de reacções positivas sem depender de padrões externos ou amostras de referência, permite a quantificação absoluta do ADN alvo. A concentração é expressa em cópias por unidade de volume da amostra original (por exemplo, cópias/l), fornecendo uma medida absoluta da abundância do alvo.

3.3 Deteção melhorada de mutações e alvos raros

A dPCR tem a vantagem de detetar mutações e alvos raros devido à sua elevada sensibilidade e capacidade de analisar amostras de forma independente. No mecanismo de sinalização da dPCR, todas as amostras que são consideradas casos raros e nas quais estão presentes mutações são divididas em milhares ou milhões de reacções, apesar da baixa frequência das condições da amostra e da abundância de sequências-alvo [81,82,105]. Em termos de vantagens, a amplificação individual permite a quantificação absoluta e a deteção de mutações em alvos raros. Isto é efectuado de várias formas, incluindo:

1. A maior sensibilidade da dPCR resulta da sua capacidade de dividir a amostra em milhares ou milhões de reacções individuais, cada uma contendo uma fração da amostra original. Esta divisão aumenta a probabilidade de captar moléculas-alvo raras presentes em baixas frequências na amostra (<0,1%). Mesmo quando o alvo está presente em concentrações muito baixas, a dPCR pode detectá-lo e quantificá-lo de forma fiável através da análise independente de cada reação.
2. Quantificação absoluta, ao contrário dos métodos tradicionais de PCR que se baseiam na quantificação relativa com base em curvas padrão, a dPCR fornece uma quantificação absoluta de ácidos nucleicos alvo. Isto indica que a dPCR pode quantificar com precisão mutações ou alvos raros sem a necessidade de padrões de referência. A quantificação absoluta permite a medição precisa do número exato de moléculas alvo presentes numa amostra, o que a torna particularmente valiosa para a deteção de variantes e mutações raras.
3. A contagem digital, a natureza digital da contagem digital e da dPCR permite a contagem precisa das moléculas alvo em cada reação. A dPCR fornece uma leitura digital da concentração da molécula alvo através da análise independente de reacções individuais. Esta abordagem de contagem digital assegura a deteção e quantificação precisas mesmo das mutações ou alvos mais raros presentes na amostra.
4. Com um viés de amplificação reduzido, a partição da amostra na dPCR ajuda a minimizar o viés de amplificação em comparação com a amplificação em massa na PCR tradicional. Cada reação foi amplificada em condições uniformes, reduzindo o impacto dos factores que contribuíram para a distorção da amplificação. Isto reduz o

risco de falsos negativos ou falsos positivos, aumentando assim a fiabilidade da deteção de mutações na dPCR.

5. A elevada precisão melhorada da dPCR assegura a deteção e quantificação fiáveis de mutações ou alvos raros. Com uma variabilidade reduzida e uma reprodutibilidade melhorada, a dPCR fornece medições precisas mesmo em concentrações-alvo baixas, permitindo a identificação exacta de variantes e mutações raras.

Outro mecanismo de sinalização aplicado na dPCR para deteção de alvos e casos raros, a transferência de energia de ponto final por ressonância de fluorescência (FRET), foi investigado utilizando sondas baseadas em FRET. Estas sondas consistem em dois fluoróforos, um dador e um aceitador, com espectros de emissão sobrepostos. Quando a sonda se liga à sequência alvo, os fluoróforos tornam-se adjacentes, permitindo a transferência de energia do dador para o aceitador. A alteração do sinal de fluorescência após a digitação indica a presença do alvo esperado. Além disso, na PCR digital de gotículas (ddPCR), a mistura de PCR é dividida em gotículas de emulsão de água em óleo. Cada gotícula serve como um recipiente de reação individual. Após a amplificação, as gotículas que contêm o alvo apresentam fluorescência, enquanto as gotículas sem o alvo não apresentam fluorescência. O número de gotículas positivas e negativas foi utilizado para calcular a concentração absoluta do alvo [70,101].

No terreno, especialmente em laboratórios clínicos, a dPCR é amplamente utilizada para detetar mutações raras associadas ao cancro, tais como mutações no gene do recetor do fator de crescimento epidérmico (EGFR) encontradas em indivíduos com cancro do pulmão de células não pequenas (NSCLC) ou mutações do fibrossarcoma de aceleração rápida B (BRAF) no melanoma [67,105,106]. Ao medir com precisão estas mutações, a dPCR ajuda no diagnóstico, prognóstico e seleção do tratamento para minimizar a expansão da necrose causada pelas células cancerígenas. Além disso, em biópsias líquidas, a utilização da dPCR permite a deteção de ADN tumoral circulante (ctDNA) ou de mutações raras presentes em fluidos corporais, como o sangue ou a urina.

Esta abordagem é útil para monitorizar a progressão da doença, prever a resposta ao tratamento e detetar a doença residual mínima. Também pode ser aplicada à vigilância de doenças infecciosas. A dPCR pode detetar níveis baixos de ADN ou ARN patogénico em amostras clínicas, facilitando o diagnóstico de doenças infecciosas. Esta abordagem é particularmente útil para a deteção de estirpes resistentes aos medicamentos, para a monitorização da eficácia da terapia antiviral e para o futuro desenvolvimento de medicamentos utilizando nanoabordagens, como as células estaminais. A melhor capacidade de deteção da dPCR, em comparação com outros métodos de deteção, permite o estudo de variantes genéticas raras, desequilíbrios alélicos e populações clonais em diversas amostras biológicas, para realizar uma medicina de precisão tendo em mente a segurança dos doentes.

3.4 Suscetibilidade reduzida aos inibidores de PCR

Em comparação com os métodos tradicionais de PCR, a dPCR apresenta uma suscetibilidade reduzida aos inibidores da PCR. Isto deve-se ao facto de a dPCR ser uma PCR de ponto final, pelo que é menos sensível aos inibidores do que a PCR quantitativa ou a PCR em tempo real (qPCR ou RT-PCR). Esta resistência aos inibidores permite obter resultados mais fiáveis e precisos, mesmo para tipos de amostras difíceis. Por conseguinte, a dPCR é adequada para aplicações que requerem a análise de amostras difíceis, como a análise forense de ADN, os testes de segurança alimentar e a monitorização abrangente do ambiente e da saúde.

Em particular, a diminuição da suscetibilidade aos inibidores da PCR foi estudada em profundidade, resultando numa elevada sensibilidade e precisão da dPCR. Isto é mediado por vários componentes da dPCR, como as partições de amostras realizadas individualmente, cada uma contendo uma fração da amostra original. A utilização da replicação em experiências de dPCR pode ajudar a reduzir os efeitos dos inibidores da PCR e melhorar a fiabilidade dos resultados. Além disso, a utilização de agentes de bloqueio ou de ADN polimerase modificada na dPCR pode reduzir a suscetibilidade aos inibidores da PCR e melhorar a exatidão dos testes [33].

Além disso, a comparação dos resultados da dPCR com os de outros métodos baseados na PCR, como a qPCR, pode fornecer mais dados sobre a sensibilidade e a exatidão da dPCR na deteção de inibidores da PCR. Ao detetar e quantificar até inibidores de PCR de baixo nível, a dPCR oferece um método mais robusto e fiável para a análise e interpretação precisas de amostras de ácido nucleico.

Além disso, a dPCR pode reduzir as concentrações de inibidores. Como o inibidor de PCR foi distribuído por várias reacções na dPCR, a concentração de inibidor em cada reação foi diluída. Como resultado, quaisquer efeitos inibitórios na amplificação da PCR foram atenuados, permitindo uma amplificação mais robusta e fiável do ácido nucleico alvo. Cada reação na dPCR foi analisada de forma independente, indicando que a presença de um inibidor numa reação não afecta a eficiência da amplificação ou a sensibilidade de deteção das outras reacções. Esta independência garante que a inibição de uma reação não compromete a precisão ou a fiabilidade dos resultados globais.

A partição independente da amostra e a análise da reação contribuíram para a robustez geral dos resultados da dPCR. Mesmo na presença de inibidores da PCR, a dPCR consegue detetar e quantificar com precisão os ácidos nucleicos alvo devido à sua capacidade de atenuar os efeitos inibitórios através da diluição independente e da análise da reação. Embora a dPCR seja menos suscetível aos inibidores da PCR do que os métodos tradicionais de PCR, a otimização e a conceção cuidadosa do ensaio continuam a ser importantes para minimizar o impacto dos inibidores. Estratégias como a utilização de DNA polimerases alternativas, a otimização das condições de reação e a incorporação de controlos internos podem melhorar ainda mais a robustez dos ensaios de dPCR na presença de inibidores.

Capítulo 4

Aplicações na investigação e na prática clínica

4.1. Análise quantitativa de ácidos nucleicos em várias amostras

A medição quantitativa de ADN ou ARN, conhecida como quantificação de ácidos nucleicos, é muitas vezes necessária para estabelecer a concentração relativa de ADN ou ARN numa amostra antes de se realizarem outras experiências. Outra utilização importante é garantir a limpeza da amostra, que é um fator crucial para determinar a quantidade exacta de material genético numa amostra. Neste contexto, duas tecnologias ópticas normalmente utilizadas são as medições UV-Vis e as medições de fluorescência. A seleção da tecnologia adequada de acordo com as caraterísticas da amostra e as necessidades experimentais pode resultar numa estimativa quantitativa exacta do ARN ou do ADN, bem como reduzir potencialmente o risco de fracasso experimental, o que pode reduzir significativamente o tempo e os custos. As diferenças entre as medições UV-Vis e de fluorescência para a análise quantitativa de ADN e ARN são apresentadas no **Quadro 1.**

Tabela 1. Diferenças nas medições UV-Vis e de fluorescência na análise quantitativa

	Medição UV-Vis	Medição de Fluorescência
Processo de sinal ótico gerado	Os métodos fotométricos para medir a concentração de ácidos nucleicos baseiam-se nas suas propriedades naturais de absorção. Quando se obtém um espetro de absorção, os ácidos nucleicos absorvem a luz principalmente num comprimento de onda de 260 nm,	Os métodos fluorométricos de medição dos ácidos nucleicos baseiam-se na utilização de corantes fluorogénicos que se ligam especificamente ao ADN ou ARN.
	apresentando um pico de absorção caraterístico nesse valor, que resulta da absorvância intrínseca das bases azotadas purina e pirimidina.	
Medição de sinais ópticos	Este sinal é medido com um espetrofotómetro ou espetrómetro, em que a atenuação da luz que chega ao detetor depois de passar pela amostra é medida em relação à intensidade da luz que entra, sendo depois expressa como o	O sinal é medido utilizando um fluorómetro, em que a amostra é realçada por luz filtrada num comprimento de onda de excitação específico e a luz emitida no comprimento de onda de emissão é então detectada e registada. Existem vários métodos

	valor de absorção da amostra em solução. O processo de separação dos comprimentos de onda pode ocorrer tanto antes como depois da passagem da luz através da amostra, tendo o trajeto ótico uma orientação horizontal ou vertical.	que podem ser utilizados para efetuar a separação de comprimentos de onda, como a utilização de filtros ou monocromadores.
Cálculo da concentração de ácido nucleico	A concentração de ácido nucleico (C), medida em molar (M), pode ser calculada utilizando a equação de BeerLambert: # ! = $.& em que: *A*, é a absorvância UV em unidades de absorção (AU), *ε*, é o coeficiente de absorvência molar dependente do comprimento de onda (ou coeficiente de extinção), medido em M-1 cm^{-1}, *L* é o trajeto percorrido pela luz em centímetros (cm). Este cálculo da concentração é frequentemente efectuado automaticamente por muitos espetrofotómetro instrumentos.	A concentração de ácidos nucleicos é frequentemente medida utilizando o sinal de fluorescência da amostra, em que é criada uma curva de calibração utilizando amostras padrão com uma concentração conhecida. Esta curva de calibração é então ajustada a um modelo de regressão adequado para determinar a concentração de ácido nucleico na amostra medida. O limite de deteção e a resposta linear da medição são caraterísticas específicas que dependem do método de ensaio utilizado em cada medição.
Vantagens	As medições são simples e não é necessária qualquer preparação de amostras, corantes ou padrões.	Este método é específico para a medição de ADN ou ARN, demonstrando uma elevada sensibilidade
	O instrumento também é capaz de fornecer medições diretas de rácios de pureza, tais como A260/280 e A260/230. Além disso, estes instrumentos podem identificar contaminação por ácidos não nucleicos, como proteínas, fenóis ou sais de	com a capacidade de medir ao nível de pg/mL. É a escolha recomendada para amostras de ácido nucleico altamente diluídas. Além disso, mesmo que haja contaminação na amostra, incluindo contaminantes de ácidos nucleicos, este método

	guanidina na amostra, e podem corrigir a concentração de ADN/ARN de mamíferos. Isto aplica-se especificamente aos instrumentos NanoDrop One/One C/Eight.	continua a fornecer resultados exactos.
Desvantagens	Este método não é intrinsecamente seletivo, mas utiliza algoritmos de software para distinguir entre ADN e ARN de mamíferos. A sensibilidade é também limitada, com um limite de deteção mais elevado em comparação com os métodos baseados na fluorescência.	Este processo é mais demorado, uma vez que exige a preparação de reagentes e amostras antes de se efectuarem as medições. Para além disso, não é fornecida qualquer informação sobre a pureza da amostra medida.

A análise quantitativa de ácidos nucleicos utilizando a dPCR é aplicável a vários tipos de amostras, incluindo biópsias líquidas, amostras ambientais e amostras clínicas. As amostras de biópsias líquidas, como o sangue, a urina, o líquido cefalorraquidiano e a saliva, contêm ácidos nucleicos circulantes segregados por tumores ou outras condições patológicas clínicas [33]. A dPCR permite a quantificação precisa de biomarcadores de ácidos nucleicos em biópsias líquidas, possibilitando a monitorização não invasiva da progressão da doença, a resposta ao tratamento e a deteção precoce do cancro ou de outras perturbações de uma forma sistemática e abrangente. Por exemplo, a dPCR pode medir o ADN tumoral circulante (ctDNA) em amostras de sangue para detetar doença residual mínima, monitorizar a dinâmica tumoral e avaliar a eficácia do tratamento em doentes com cancro. Ao medir com exatidão os níveis de ctDNA, a dPCR pode ajudar os médicos a tomar decisões informadas relativamente à gestão dos doentes e às estratégias de tratamento personalizadas. Na **Figura 8** é apresentado um exemplo esquemático da análise dPCR de vários tipos de biópsias.

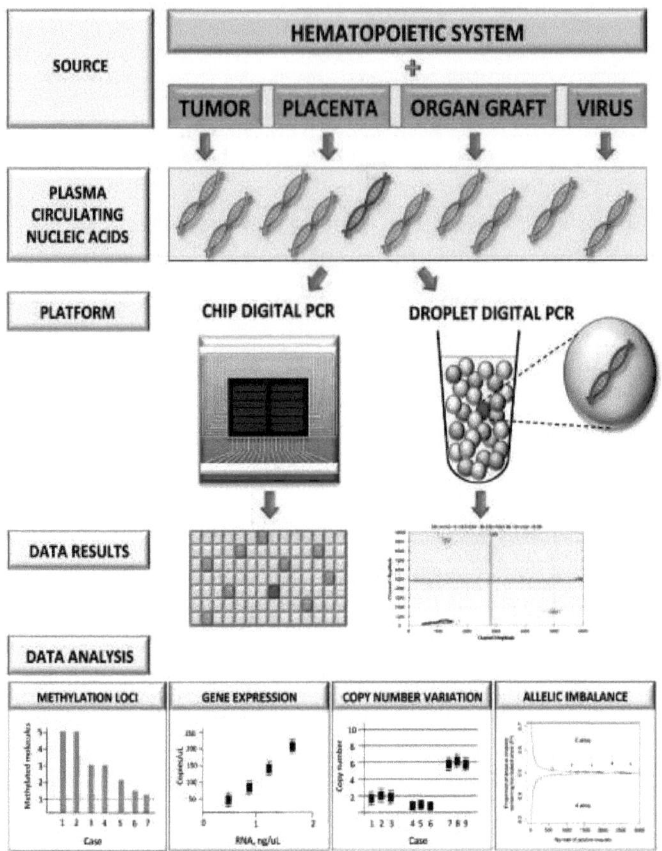

Figura 8. Ilustração da utilização da PCR digital (dPCR) na identificação da circulação em amostras de ácido nucleico (Imagem cortesia de Hudecova [24])

As amostras ambientais, como o solo, a água, o ar e as comunidades microbianas, contêm diversos alvos de ácidos nucleicos que reflectem a saúde ambiental, a biodiversidade e a ecologia microbiana [107,108]. A dPCR permite a análise quantitativa de ácidos nucleicos em amostras ambientais, facilitando a deteção e monitorização de populações microbianas, agentes patogénicos e marcadores genéticos associados a contaminantes ou poluentes ambientais. Por exemplo, a dPCR pode ser utilizada para quantificar populações microbianas

populações, detetar genes de resistência a antibióticos e monitorizar agentes patogénicos virais ou bacterianos em amostras ambientais [109]. Ao fornecer uma quantificação precisa dos ácidos nucleicos alvo, a dPCR apoia a monitorização ambiental, a avaliação dos riscos e as iniciativas de conservação dos ecossistemas. O esquema de leitura dos alvos de ADN ou ARN no

As amostras de biópsia são apresentadas na **Figura 9.**

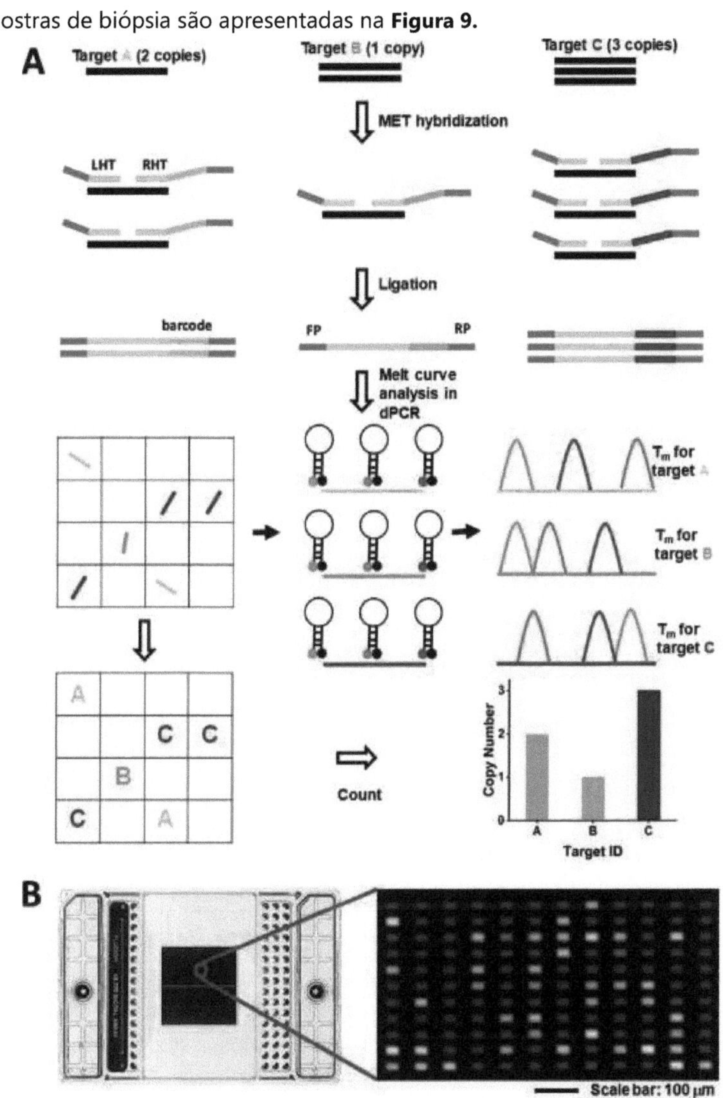

Figura 9. O esquema de leitura de alvos de ADN ou ARN em amostras de biopsia.

As amostras clínicas, incluindo biópsias de tecidos, esfregaços, aspirados e fluidos corporais, são analisadas por rotina para o diagnóstico, o prognóstico e a gestão de várias doenças. A dPCR permite a análise quantitativa de biomarcadores de ácidos nucleicos em amostras clínicas, oferecendo uma maior sensibilidade, exatidão e reprodutibilidade em relação aos métodos tradicionais de PCR [110]. Por exemplo, a dPCR pode medir a carga viral em amostras do trato respiratório para diagnosticar infecções do trato respiratório (p. ex., gripe, COVID-19, tuberculose), avaliar os níveis de expressão genética em biópsias de tecidos para o diagnóstico do cancro e detetar mutações genéticas em amostras pré-natais para testes pré-natais não invasivos (NIPT) [38,62,80,111,112]. Ao fornecer dados quantitativos precisos, a dPCR pode melhorar a tomada de decisões clínicas, a estratificação dos doentes e a monitorização terapêutica em diversas especialidades médicas. Na **Figura 10** apresentam-se exemplos de quantificação de curvas-padrão em biópsias e amostras clínicas.

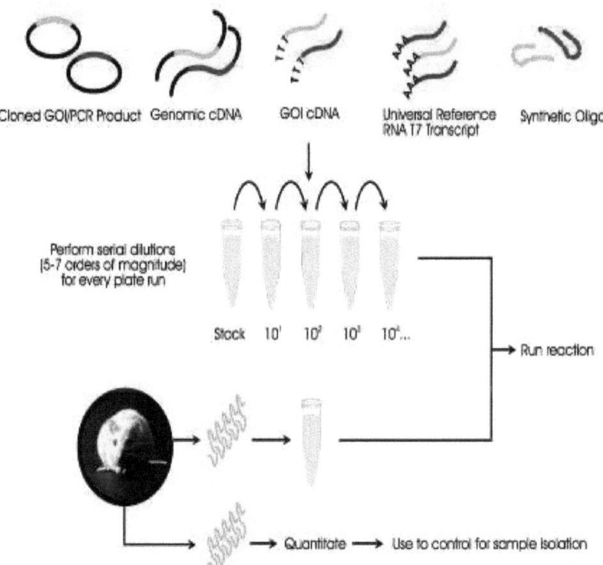

Figura 10. Esquema de quantificação da curva padrão em biópsias e amostras clínicas.

4.2. Aplicação da PCR digital no controlo de infecções

A utilização da dPCR para o controlo de infecções a nível global tornou-se parte integrante dos esforços de prevenção, deteção e controlo de doenças infecciosas na última década. A dPCR oferece deteção altamente sensível, quantificação exacta e análise de mutações genéticas relevantes para microrganismos causadores de doenças, incluindo vírus, bactérias, fungos, protozoários e outros ectoparasitas. Na sua função de meio para a deteção, avaliação e monitorização de doenças infecciosas, a dPCR desempenha um papel significativo em várias questões técnicas, especialmente no controlo de infecções a nível global, incluindo as seguintes:

1. Utilização de PCR digital para deteção precoce

A dPCR permite a deteção altamente sensível de material genético patogénico em amostras biológicas ou ambientais associadas a eventos infecciosos, incluindo sangue, saliva e outros fluidos corporais. Assim, a dPCR pode ser utilizada para identificar infecções numa fase precoce, mesmo antes do aparecimento de sintomas clínicos [113]. Isto permite medidas de prevenção e controlo mais eficazes para evitar a propagação de doenças infecciosas. **A Figura 11** apresenta um exemplo da utilização da dPCR para a deteção precoce de doenças.

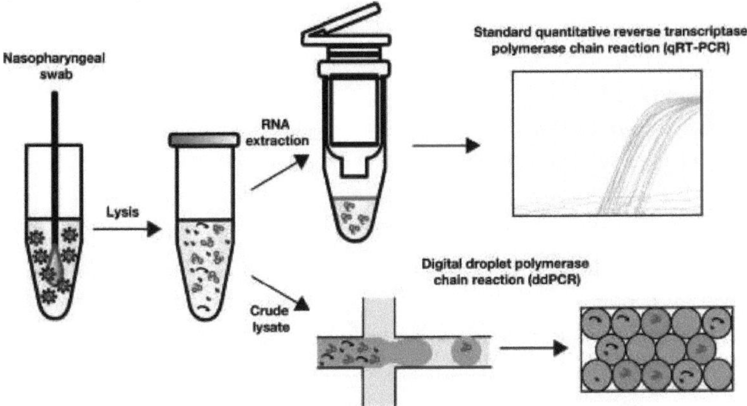

Figura 11. Deteção precoce do SARS-CoV-2 utilizando dois modelos de teste, em cima: qPCR, em baixo: dPCR, com o resultado de que a dPCR detecta melhor do que a qPCR.

2. Quantificação exacta na epidemiologia das doenças

A utilização da dPCR é importante para medir o peso das doenças e compreender a epidemiologia de uma doença a nível global. Com a sua capacidade de contar o número absoluto de alvos genéticos numa amostra, a dPCR fornece uma quantificação mais exacta do que os métodos convencionais de PCR. Isto permite aos investigadores e aos responsáveis políticos estimar com maior precisão a prevalência da doença e conceber estratégias de controlo adequadas à situação em causa [114-117] .

A nível global, nacional e subnacional, a dPCR pode ser utilizada como base para o desenvolvimento de programas relacionados com os resultados da vigilância para minimizar a ocorrência de surtos, endemias ou epidemias numa região. A quantificação de precisão faz com que o objetivo esperado esteja de acordo com a hipótese, de modo a poder ser utilizado como dados reais na preparação de recomendações para o controlo de doenças infecciosas e transmissíveis [31,118].

3. Identificação e monitorização de variantes e mutações genéticas

Face a surtos explosivos de pandemias devidas a doenças infecciosas, especialmente vírus, bactérias, fungos, protozoários e outros ectoparasitas, a capacidade de identificar variantes genéticas e mutações é muito importante. Isto porque a rápida capacidade de mutação de um microrganismo tem implicações no aumento da imunidade microbiana, o que leva a dificuldades nos esforços de controlo. Uma mutação muito rápida pode aumentar o peso da doença e a mortalidade [81,83,105].

A dPCR pode ser utilizada para detetar e monitorizar alterações genéticas em agentes patogénicos, como o vírus da gripe, a doença do coronavírus (COVID-19), o vírus da dengue (DENV), o vírus chikungunya (CHIKV) e bactérias resistentes a antibióticos [119-123]. Esta informação é importante para conceber vacinas eficazes, desenvolver testes de diagnóstico precisos e selecionar terapias adequadas de acordo com o estado da mutação genética em evolução, para que o tratamento possa ser orientado.

4. Avaliação e controlo dos programas de vacinação

A vacinação é uma das estratégias mais eficazes para o controlo de doenças infecciosas e transmissíveis. Numa escala global, a dPCR pode ser utilizada para avaliar a eficácia dos programas de vacinação, medindo a resposta imunitária de indivíduos ou populações às vacinas. Através da dPCR, os administradores de programas de saúde podem detetar a presença do vírus em amostras, tais como amostras de sangue ou secreções nasais de indivíduos vacinados. Isto permite que os supervisores de vacinação monitorizem o nível de infeção viral na população vacinada e confirmem a eficácia a curto e longo prazo e a reatividade da vacina no organismo do indivíduo.

Para além de detetar a presença do vírus, a dPCR pode ser utilizada para quantificar a quantidade de vírus (quantificação) em amostras individuais de biopsia, permitindo uma avaliação mais exacta da eficácia da vacina na redução da carga viral na população vacinada. Além disso, o tratamento a longo prazo tem geralmente um impacto adverso na saúde individual. A dPCR pode ser utilizada para detetar mutações nos vírus, uma vez que estas podem afetar a eficácia da administração da vacina. Ao monitorizar regularmente as mutações virais, os decisores políticos podem garantir que as vacinas permanecem eficazes contra as variantes virais emergentes [82,124-126].

Em contrapartida, a dPCR pode ser utilizada como uma ferramenta de controlo de qualidade para garantir o êxito da produção de vacinas. Ao testar a presença do vírus-alvo nos lotes de vacinas, os fabricantes podem garantir que as vacinas produzidas cumprem as normas de segurança e eficácia. Estas condições foram também avaliadas através da monitorização da resposta imunitária à vacinação, medindo o número e o tipo de células imunitárias envolvidas na resposta à vacina.

5. Avaliação da resistência aos medicamentos

O desenvolvimento da resistência aos medicamentos constitui um sério desafio no controlo das infecções. A dPCR pode ser utilizada para monitorizar a presença de mutações genéticas associadas à resistência aos medicamentos nos agentes patogénicos. Esta informação é importante para a conceção de estratégias de tratamento eficazes e para reduzir o risco de desenvolvimento de resistência aos medicamentos [97,127,128]. Com a utilização da tecnologia dPCR, o controlo das infecções a nível global pode ser melhorado através de uma abordagem mais precisa, reactiva e eficaz. Desde a deteção precoce até à monitorização epidemiológica, à compreensão das variantes genéticas e à avaliação dos programas de vacinação, a dPCR é uma ferramenta inestimável para a proteção da saúde pública.

6. Testes de diagnóstico rápidos e precisos

Num surto ou pandemia, são essenciais testes de diagnóstico rápidos e precisos para identificar casos, localizar contactos e controlar a propagação da doença. A dPCR pode ser implementada como uma ferramenta de diagnóstico eficiente e fiável para detetar material genético patogénico num curto espaço de tempo [129-132]. Assim, a dPCR permite uma resposta rápida a crises sanitárias globais, nacionais e subnacionais. A fase de diagnóstico da doença é um objetivo importante para acelerar o controlo da doença. A dPCR tem uma grande capacidade para acelerar o controlo da doença através da deteção de vários tipos de amostras. As fases de diagnóstico geradas a partir de amostras de SARS-CoV-2 para a deteção da presença do vírus em amostras de zaragatoas nasofaríngeas são apresentadas em **Figura 12**.

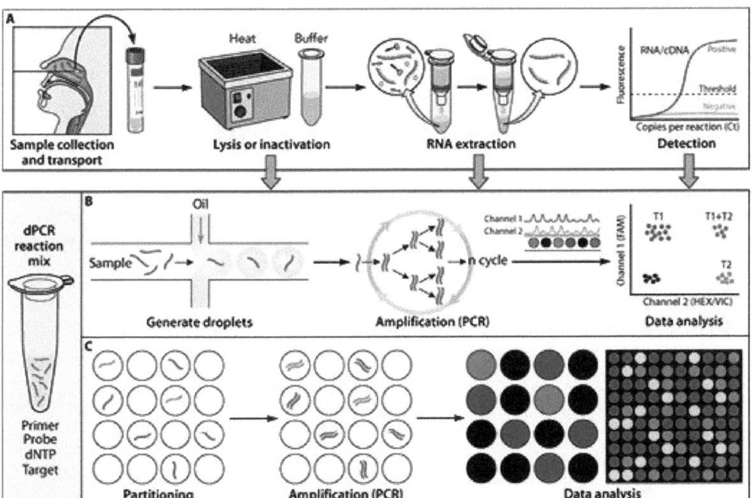

Figura 12. Processamento de amostras de SARS-CoV-2 utilizando dPCR. Descrição: (A) As amostras de zaragatoas nasofaríngeas foram colhidas, inactivadas e processadas para deteção; (B) a dPCR foi utilizada para análise pelo método de gotículas; e (C) o ponto final do processamento da amostra e recuperação dos resultados.

4.3. Aplicação da PCR digital no controlo de vectores

A dPCR é um método molecular com aplicações importantes no controlo de vectores em regiões endémicas e a nível mundial. Esta tecnologia permite a deteção e quantificação altamente sensíveis de alvos de ADN ou ARN com um elevado grau de precisão. Nos esforços de controlo de vectores, como as doenças infecciosas transmitidas por mosquitos, roedores, outros insectos, kuta e ectoparasitas, a utilização da dPCR pode proporcionar uma compreensão aprofundada da distribuição e prevalência dos agentes causadores de doenças. **A figura 13** mostra um exemplo da aplicação da dPCR na identificação e controlo de vectores causadores de doenças para obter vários tipos de informação.

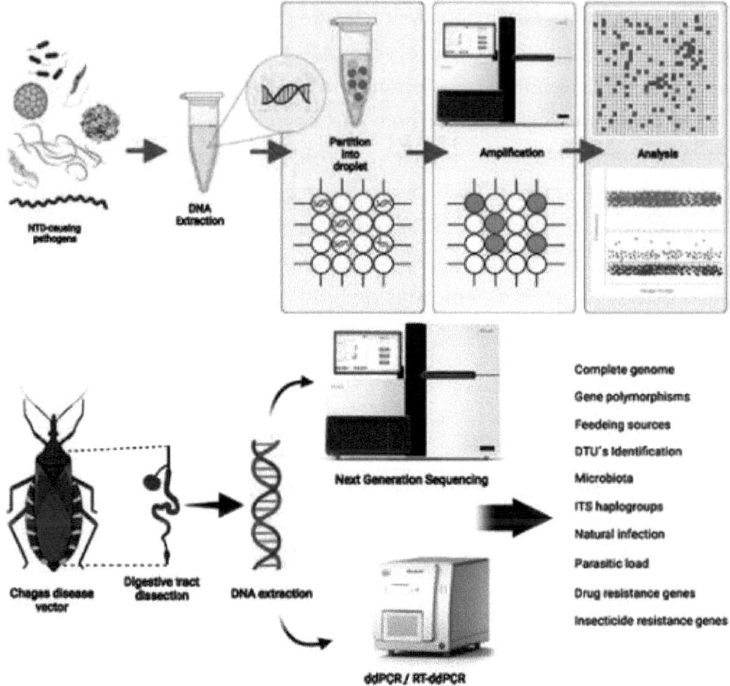

Figura 13. Exemplo de utilização da dPCR para a identificação e o controlo de vectores de doenças causadas por parasitas.

Em particular, a dPCR pode ser utilizada como um meio para o controlo de vectores, tais como

1. Deteção e quantificação de agentes patogénicos

A dPCR permite a deteção e quantificação de agentes patogénicos em amostras ambientais com um elevado grau de sensibilidade. Isto torna possível detetar com precisão pequenas quantidades de agentes patogénicos presentes em amostras, como água, sangue e outros fluidos. Por exemplo, no controlo do vetor da malária, a dPCR pode ser utilizada para detetar e quantificar com precisão o número de parasitas da malária em populações de mosquitos ou em amostras de sangue humano. Além disso, a análise dos componentes do sangue total para a deteção do vírus da dengue foi efectuada através da análise da presença de vírus no sangue. Esta informação é muito útil para compreender o nível de infeção, o risco de transmissão da doença em áreas endémicas e a sua propagação na mesma região [32].

2. Monitorização dos programas de controlo de vectores

A dPCR pode ser utilizada como uma ferramenta de monitorização em programas de controlo de vectores. Ao monitorizar regularmente as populações de vectores, é possível avaliar a eficácia de intervenções como a nebulização, a utilização de insecticidas ou a vacinação. Os dados obtidos através da dPCR podem fornecer uma visão aprofundada das alterações nas populações de vectores, incluindo o potencial desenvolvimento de resistência ou alterações geográficas, incluindo mutações genéticas em cada região. Estes resultados são úteis para desenvolver os melhores programas de controlo de vectores para melhorar os resultados de saúde pública [133,134].

3. Monitorização da resistência aos medicamentos

A utilização de fármacos para o controlo de vectores pode levar à resistência aos fármacos. A dPCR permite uma monitorização cuidadosa da presença de mutações genéticas associadas à resistência aos fármacos, incluindo a taxa de mutação, o impacto resultante e recomendações para minimizar a ocorrência de resistência aos fármacos a longo prazo. Assim, devem ser tomadas medidas preventivas para evitar a disseminação indesejada da resistência a medicamentos numa escala maior. Por exemplo, a utilização de insecticidas pode desencadear o desenvolvimento de resistência nos mosquitos que transmitem vírus que causam infecções, como o dengue, a chikungunya ou a filariose [135-138]. Uma compreensão aprofundada das

A dinâmica da resistência aos medicamentos é essencial para a conceção de estratégias de controlo eficazes e a procura de novos tipos de medicamentos naturais para controlar as doenças transmitidas por vectores [97,128]. **4. Identificação das espécies de vectores**

Em alguns casos, a identificação adequada das espécies de vectores é crucial para o planeamento de estratégias de controlo apropriadas. A dPCR pode ser utilizada para identificar de forma rápida e precisa as espécies de vectores. Isto permite adaptar as estratégias de controlo de modo a ter em conta o comportamento e as caraterísticas biológicas das espécies em questão. Por exemplo, a utilização da dPCR para identificar as espécies de mosquitos Aedes que transmitem os vírus Zika ou dengue em tempo real pode ajudar a planear medidas de controlo mais específicas e eficazes que sejam bem orientadas [41,79,124,128,139].

5. Controlo da propagação de doenças zoonóticas

A utilização da dPCR pode também ser alargada ao controlo de vectores envolvidos na propagação de doenças zoonóticas, que são transmitidas entre animais e seres humanos. Exemplos de doenças zoonóticas incluem a leptospirose transmitida através de água contaminada por urina de animais, a varíola dos macacos (MPX) transmitida por contacto sexual com outras pessoas, a doença do coronavírus (COVID-19) transmitida por morcegos [98,140142] e outras doenças zoonóticas transmitidas através do ciclo silvestre [143]. Neste caso, a dPCR pode ser utilizada para detetar a presença de bactérias causadoras de doenças em populações de animais vectores ou em ambientes contaminados [34,144,145] .

Assim, a dPCR provou ser uma ferramenta inestimável para o controlo de vectores em áreas endémicas e a nível global. A sua capacidade de detetar, quantificar e monitorizar agentes patogénicos com um elevado grau de sensibilidade e especificidade torna-a uma ferramenta muito útil na prevenção e no controlo de doenças transmitidas por vectores. Prevê-se que a utilização da dPCR seja mais eficaz na redução do peso das doenças e na melhoria da saúde pública em geral.

4.4. Aplicação da dPCR na investigação de acontecimentos extraordinários

A utilização e aplicação da dPCR na investigação de surtos globais são ferramentas importantes para compreender e enfrentar os desafios associados à propagação de doenças, à vigilância epidemiológica e à investigação no domínio dos cuidados de saúde. A dPCR é uma tecnologia inovadora que permite a deteção e quantificação de alvos genómicos com um elevado grau de sensibilidade e a capacidade de detetar quantidades muito baixas de moléculas alvo nas amostras. A investigação de surtos globais é fundamental, dada a complexidade e a velocidade de propagação das doenças emergentes [108,146,147].

Uma das principais vantagens da dPCR nas investigações de surtos globais é a sua capacidade de detetar e monitorizar microrganismos causadores de doenças com maior sensibilidade do que os métodos convencionais de PCR. Por exemplo, face a uma pandemia como a COVID-19, a dPCR pode ser utilizada para detetar com maior precisão o vírus SARS-CoV-2, mesmo com níveis baixos de vírus nas amostras, permitindo a identificação de casos que podem não ser detectados por outros métodos de deteção [71,72,148]. Esta informação é crucial para a compreensão dos padrões de propagação da doença e para a conceção de estratégias de controlo adequadas.

Além disso, a dPCR permite a monitorização de mutações genómicas em agentes causadores de doenças. No contexto de uma pandemia, isto é crucial, uma vez que certas mutações podem afetar a transmissão, a virulência e a resposta às vacinas. Com a capacidade da dPCR para detetar e monitorizar mutações com elevada sensibilidade, os investigadores podem identificar rapidamente novas variantes, o que pode ajudar na tomada de decisões relativas ao controlo da doença e ao desenvolvimento das vacinas necessárias. Para além da investigação direta dos agentes causadores de doenças, a dPCR é também útil para a vigilância epidemiológica [149,150]. Neste caso, a dPCR pode ser utilizada para monitorizar a presença de microrganismos patogénicos em populações humanas, animais e ambientais com elevada sensibilidade. Esta informação é importante para avaliar o risco de transmissão, analisar os padrões de propagação da doença e conceber estratégias de controlo eficazes.

As implicações da dPCR nas investigações globais de surtos estão relacionadas com o desenvolvimento e a validação de testes de diagnóstico [71,98]. A utilização da dPCR em testes de diagnóstico pode melhorar a sensibilidade e a especificidade dos testes, o que, por sua vez, pode resultar numa deteção mais fiável e precisa dos agentes causadores de doenças. Isto tornou-se crucial em situações de surto global, em que a rapidez e a precisão do diagnóstico são factores importantes para evitar a propagação da doença. No entanto, a utilização da dPCR em investigações de surtos globais apresenta alguns desafios. Um deles é o custo e a complexidade técnica associados ao equipamento e à análise da dPCR. Além disso, é necessário um maior desenvolvimento da normalização dos métodos de dPCR e da interpretação dos resultados para garantir a coerência e a validade dos dados entre diferentes laboratórios.

A utilização e a aplicação da dPCR na investigação de surtos globais têm implicações significativas para a compreensão, deteção e tratamento de doenças que afectam as populações humanas. Com a sua elevada sensibilidade e capacidade de detetar quantidades muito baixas de moléculas-alvo, a dPCR permite uma vigilância mais eficaz, um diagnóstico mais exato e uma melhor monitorização das mutações dos agentes causadores de doenças. No entanto, ainda há desafios a superar, como o custo e a complexidade técnica, para maximizar o potencial da dPCR no combate a surtos globais.

4.5. Aplicação da dPCR na deteção de doenças não transmissíveis e degenerativas

A utilização da tecnologia dPCR alterou a forma como detectamos e identificamos as doenças não transmissíveis e degenerativas a nível mundial. As doenças não transmissíveis, tais como vários tipos de cancro, diabetes mellitus, doenças cardíacas, hipertensão e outras doenças degenerativas, como a doença de Alzheimer, a doença de Parkinson e a demência, são desafios de saúde globais que exigem uma deteção precoce e uma monitorização precisa para uma melhor gestão [129,151]. A dPCR é uma ferramenta inovadora de diagnóstico molecular que oferece sensibilidade, precisão e capacidade para detetar marcadores de doenças infecciosas e degenerativas, danos celulares maciços, mutações e variantes genéticas, mesmo em amostras muito reduzidas ou complexas.

A dPCR divide uma amostra de ADN ou ARN em muitas reacções individuais autónomas, cada uma contendo pelo menos uma das amostras originais. Em cada uma destas reacções, o ADN ou ARN foi amplificado exponencialmente e os resultados foram monitorizados separadamente. Isto contrasta com a PCR convencional, em que a amplificação ocorre num único tubo. A abordagem digital permite a medição absoluta de concentrações moleculares alvo, o que significa que a dPCR pode detetar mesmo quantidades relativamente pequenas do alvo. Uma das principais aplicações da dPCR na identificação de doenças não transmissíveis e degenerativas é a deteção e monitorização do cancro, de tumores ou da progressão de outras doenças.

A dPCR permite a deteção de mutações específicas em genes associados ao cancro, tumores ou outras doenças a níveis muito baixos, permitindo um diagnóstico precoce mais preciso e a monitorização da progressão da doença. Isto é importante porque o tratamento de doenças não transmissíveis e degenerativas é frequentemente mais eficaz se for iniciado nas fases iniciais da doença e não após a infeção, como no caso do cancro. **A Figura 14** apresenta um exemplo de utilização da dPCR em doenças não transmissíveis e degenerativas, especialmente na deteção do cancro.

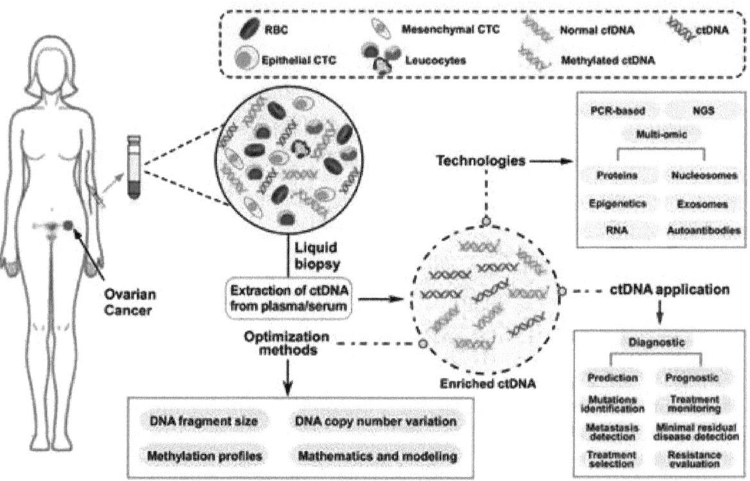

Figura 14. Deteção do cancro do ovário em vários tipos de biópsias líquidas para previsão, prognóstico, deteção de mutações, programas de tratamento, etc

A PCR digital também desempenha um papel importante no controlo da diabetes. Ao detetar e monitorizar os níveis de glicose e os genes associados à resistência à insulina, a dPCR pode ajudar no tratamento atempado e eficaz de pessoas com diabetes mellitus, num esforço para controlar o açúcar no sangue em jejum e intermitente, a insulina ou as lesões pancreáticas e outras complicações [152]. Nas doenças cardíacas, na hipertensão e noutras doenças, a dPCR é utilizada para detetar mutações genéticas associadas a determinadas doenças cardíacas e perturbações sanguíneas, incluindo a hipertensão anormal, ou para monitorizar os níveis de expressão dos genes envolvidos no desenvolvimento de doenças cardíacas e perturbações sanguíneas, o que ajuda a melhorar o diagnóstico e a gestão por parte do pessoal clínico [29,78,82,153].

Além disso, nas doenças neurodegenerativas, como a doença de Alzheimer e a doença de Parkinson, a dPCR pode ser utilizada para detetar biomarcadores associados à progressão destas doenças. Por exemplo, a dPCR pode ser utilizada para detetar e medir os níveis de proteína tau no líquido cefalorraquidiano, que é um indicador precoce e um preditor da progressão da doença de Alzheimer [154]. Para além da deteção da doença, a dPCR é importante para monitorizar a resposta terapêutica e a progressão da doença. Ao permitir uma análise mais sensível e quantitativa de alvos específicos em amostras de doentes, a dPCR pode ajudar a avaliar a eficácia do tratamento e identificar possíveis resistências ou alterações evolutivas da doença [155].

Globalmente, a dPCR revolucionou a identificação de doenças não transmissíveis e degenerativas a nível mundial [156]. Com a sua elevada sensibilidade e precisão, bem como a capacidade de trabalhar com amostras muito pequenas ou complexas, a dPCR permite a deteção precoce, um diagnóstico mais exato, a monitorização da resposta terapêutica e uma melhor compreensão da progressão destas doenças. Como tal, é uma ferramenta valiosa para melhorar a gestão e o tratamento de doenças que afectam a saúde global, nacional e subnacional.

4.6. Aplicação da dPCR no desenvolvimento de terapias celulares e genéticas

Recentemente, a dPCR tornou-se uma técnica molecular em crescimento para o desenvolvimento de terapias celulares e genéticas em todo o mundo. A dPCR permite a deteção de genes ou alvos de ADN com maior sensibilidade do que a PCR convencional. Este facto é importante no desenvolvimento de terapias celulares e genéticas, em que o número de alvos é frequentemente muito baixo na amostra analisada, o que permite a distorção dos resultados e ensaios indetectáveis e menos precisos. Com o aumento da sensibilidade, a dPCR pode detetar e quantificar alvos genéticos, mesmo em quantidades muito pequenas, para avaliar a eficácia das terapias e monitorizar o progresso dos tratamentos fornecidos pelos prestadores de cuidados de saúde [56].

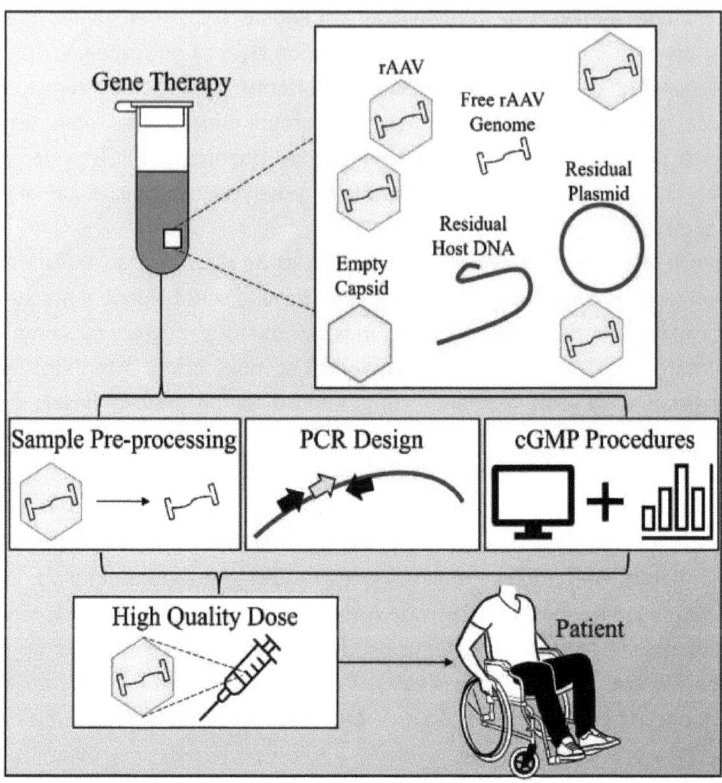

Figura 15. Geração de vírus adeno-associado recombinante (rAAV) utilizando a tecnologia dPCR

Além disso, a dPCR oferece uma elevada exatidão e precisão para a quantificação de alvos genéticos. Na terapia celular e genética, em que o número de células ou moléculas geneticamente modificadas tem de ser medido com exatidão, esta exatidão e precisão são fundamentais para gerar recomendações para os decisores políticos e clínicos. A dPCR divide a câmara da amostra em centenas a milhares de pequenos compartimentos, cada um contendo múltiplos genes alvo ou moléculas de ADN. Uma vez que cada compartimento funciona de forma independente, a dPCR permite medições mais exactas e uma maior precisão, mesmo em amostras complexas

[35]. É apresentado o enquadramento para o desenvolvimento da terapia génica utilizando a tecnologia dPCR

nas **Figuras 15** e **16.**

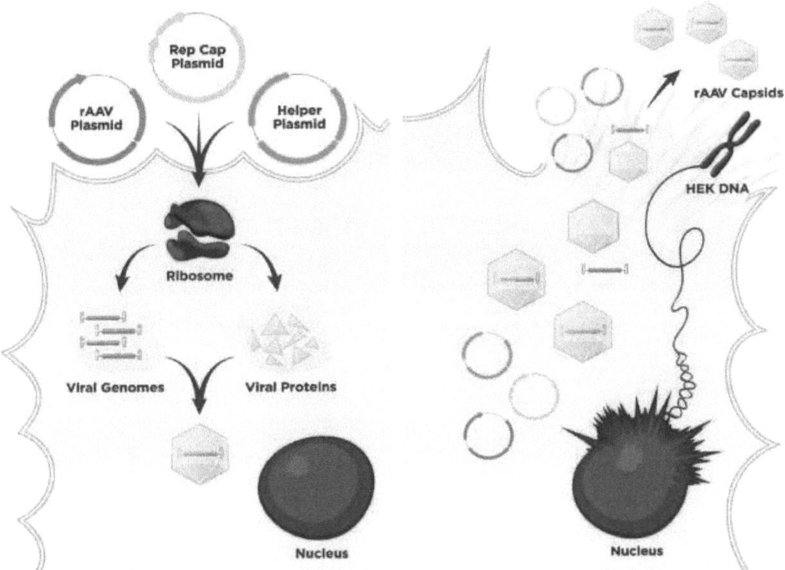

Expressão e montagem Lise e Purificação

Figura 16. O fluxo de produção do vírus adeno-associado recombinante (rAAV) é acompanhado pelo processo de análise utilizado na dPCR.

As aplicações da dPCR no desenvolvimento da terapia celular e genética incluem a monitorização de mutações genéticas, a avaliação da eficiência da transdução de vectores virais na entrega de genes e a monitorização da expressão de genes-alvo. Por exemplo, na terapia genética, a monitorização dos níveis de expressão dos genes-alvo após a administração do vetor viral é fundamental para avaliar a eficácia da terapia [127,131]. A dPCR permite a quantificação exacta do número de moléculas de ARN amplificadas a partir de genes-alvo, proporcionando uma melhor compreensão dos níveis de expressão dos genes antes e depois do tratamento, em novos dados para medir a taxa de sucesso do tratamento. Além disso, a dPCR tem sido utilizada para a deteção e quantificação de ADN circular, como o ADN circular extracelular (eccDNA) ou o ADN circular mitocondrial
DNA [157,158]. Assim, é relevante para o desenvolvimento de terapias celulares e genéticas, uma vez que o ADN circular pode desempenhar um papel na resistência à terapia e servir de biomarcador para o prognóstico da doença [49,86]. O fluxo relacionado com os esforços de desenvolvimento de medicamentos para terapia celular e genética validados pelo método dPCR é apresentado na **Figura 17.**

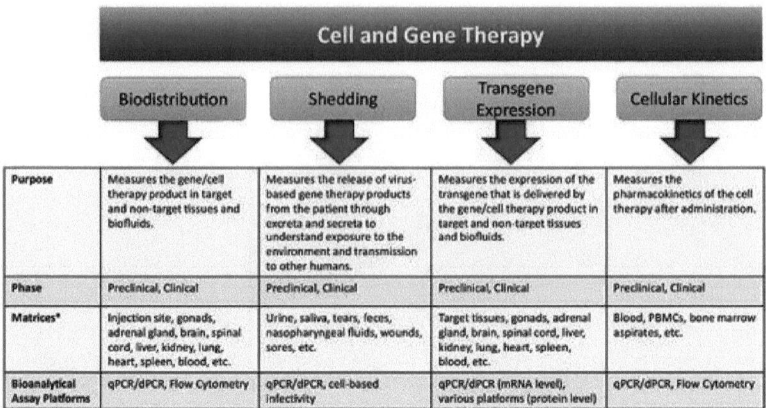

Cell and Gene Therapy	Biodistribution	Shedding	Transgene Expression	Cellular Kinetics
Purpose	Measures the gene/cell therapy product in target and non-target tissues and biofluids.	Measures the release of virus-based gene therapy products from the patient through excreta and secreta to understand exposure to the environment and transmission to other humans.	Measures the expression of the transgene that is delivered by the gene/cell therapy product in target and non-target tissues and biofluids.	Measures the pharmacokinetics of the cell therapy after administration.
Phase	Preclinical, Clinical	Preclinical, Clinical	Preclinical, Clinical	Preclinical, Clinical
Matrices*	Injection site, gonads, adrenal gland, brain, spinal cord, liver, kidney, lung, heart, spleen, blood, etc.	Urine, saliva, tears, feces, nasopharyngeal fluids, wounds, sores, etc.	Target tissues, gonads, adrenal gland, brain, spinal cord, liver, kidney, lung, heart, spleen, blood, etc.	Blood, PBMCs, bone marrow aspirates, etc.
Bioanalytical Assay Platforms	qPCR/dPCR, Flow Cytometry	qPCR/dPCR, cell-based infectivity	qPCR/dPCR (mRNA level), various platforms (protein level)	qPCR/dPCR, Flow Cytometry

Figura 17. Direção do desenvolvimento da terapia celular e genética com dPCR

A dPCR tem sido utilizada em testes não invasivos para a deteção e monitorização de células cancerígenas, avaliação de níveis mínimos de inserção clonal no transplante de células estaminais hematopoiéticas e avaliação do nível de integração de vectores virais na terapia genética. Assim, a utilização da dPCR no desenvolvimento de terapias celulares e genéticas abriu a porta a avanços significativos na nossa compreensão da biologia celular e molecular e aumentou a possibilidade de desenvolver terapias mais eficazes e seguras. A sua presença no mercado global continua a expandir o âmbito das suas aplicações e a contribuir para os avanços no domínio da terapia celular e genética.

4.7. Aplicação da dPCR na vigilância das águas residuais e do ambiente

A utilização da dPCR na monitorização das águas residuais e do ambiente a nível global alterou a gestão da monitorização e da gestão dos recursos naturais disponíveis, incluindo a gestão das doenças com origem no ambiente. O desenvolvimento de doenças infecciosas com origem nos animais e no ambiente levou a vários estudos sobre o desenvolvimento de métodos de deteção de doenças. A investigação no domínio da vigilância das águas residuais e do ambiente para a deteção de doenças infecciosas tornou-se um tema crescente, como aconteceu durante a pandemia de COVID-19. A figura 18 mostra a utilização da tecnologia dPCR para a deteção de agentes patogénicos e microrganismos causadores de doenças nas águas residuais e no ambiente, especialmente durante a pandemia de COVID-19 [108,123,140].

Este método envolve a monitorização da qualidade das águas residuais e do ambiente para detetar a presença de agentes patogénicos causadores de doenças, tais como vírus, bactérias e parasitas, que podem ser transmitidos através da água contaminada ou do ambiente, e a monitorização da transmissão de agentes patogénicos causadores de doenças através da água e da luz. Uma das técnicas de exame utilizadas e desenvolvidas inclui RT-PCR, qPCR, dPCR e sequenciação de nova geração (NGS), que permite uma monitorização, deteção e caraterização mais completas da carga genética de vários agentes patogénicos em amostras de águas residuais, particularmente a nível doméstico. As seguintes aplicações da dPCR têm sido amplamente desenvolvidas na vida das pessoas:

1. Deteção e quantificação de microrganismos patogénicos

Uma das principais aplicações da dPCR na vigilância de águas residuais é a deteção e quantificação de microrganismos patogénicos causadores de doenças, como a *E. coli e a V. cholerae*. As águas residuais podem conter vários agentes patogénicos, tais como bactérias, vírus, parasitas, protozoários e outros ectoparasitas, que podem potencialmente causar doenças em seres humanos e animais. Utilizando o método dPCR, os prestadores de cuidados de saúde e as equipas de vigilância ambiental podem identificar e quantificar o número desses agentes patogénicos em amostras de águas residuais com um elevado grau de sensibilidade [140]. Isto permite a adoção de medidas preventivas rápidas e eficazes para reduzir o risco de transmissão de doenças através das águas residuais [123,159-163].

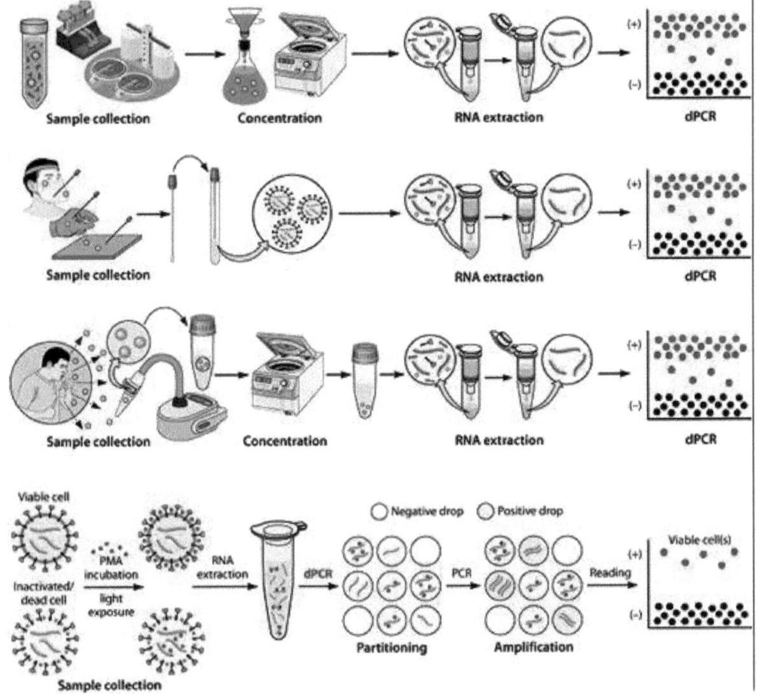

Figura 18. Aplicação da dPCR para detetar agentes patogénicos causadores de doenças nos resultados da vigilância das águas residuais domésticas.

2. **Controlo do teor de produtos químicos perigosos**
Para além dos microrganismos patogénicos, as águas residuais podem conter vários produtos químicos nocivos, tais como metais pesados, pesticidas e outros compostos orgânicos sintéticos. A dPCR pode ser utilizada para detetar e quantificar as concentrações destes produtos químicos nas águas residuais. Ao monitorizar regularmente o conteúdo de químicos perigosos no ambiente circundante, as comunidades podem garantir que as águas residuais descarregadas no ambiente não excedem os limites estabelecidos para a
ambiente e ajudar a reduzir o seu impacto negativo nos ecossistemas e na bionomia dos vectores de doenças [164].

3. **Avaliação da eficácia do tratamento de efluentes**
A utilização da dPCR pode ser alargada para avaliar a eficácia dos sistemas de tratamento de águas residuais, desde o nível doméstico até ao nível nacional. Depois de as águas residuais serem tratadas através de várias fases, tais como tratamentos físicos, químicos e biológicos, é importante garantir que todos os contaminantes foram removidos ou reduzidos a níveis seguros. Ao comparar as concentrações dos alvos genéticos antes e depois do tratamento dos efluentes, utilizando a técnica dPCR, podemos avaliar a eficácia do sistema de tratamento na remoção dos contaminantes das águas residuais. Isto também foi claramente demonstrado pela redução de casos, morbidade e mortalidade devido a agentes patogénicos.

4. **Apoiar as políticas de proteção do ambiente**
Os dados obtidos através da dPCR podem também ser utilizados pelos decisores políticos relevantes para apoiar o desenvolvimento de políticas de proteção ambiental. A informação sobre a qualidade das águas residuais obtida através da tecnologia dPCR pode ajudar os governos e as agências reguladoras a tomar melhores decisões em termos de regulamentação e gestão ambiental, proteção da sustentabilidade ambiental e planeamento e fornecimento de um ambiente seguro para a sobrevivência individual. Ao ter uma melhor compreensão das condições ambientais, as políticas podem ser concebidas para minimizar os impactos negativos sobre o ambiente e garantir a sustentabilidade dos recursos naturais, e as pessoas estão mais conscientes das mudanças que ocorrem como forma de mitigação para o ambiente direta e indiretamente.

5. **Monitorização das alterações ambientais**
Além disso, a dPCR pode ser utilizada para monitorizar as alterações ambientais que ocorrem ao longo do tempo, devido a alterações climáticas, alterações nos elementos hidrometeorológicos e/ou degradação ambiental. Por exemplo, a utilização da dPCR para monitorizar a presença de determinadas espécies microbianas nas águas residuais pode fornecer informações sobre a forma como as alterações ambientais, como as alterações de temperatura ou dos níveis de poluição, podem afetar estas comunidades microbianas. Esta informação pode ser utilizada

para prever o impacto de outras alterações ambientais e para conceber estratégias de atenuação adequadas às condições no terreno [37,64].

De um modo geral, a utilização da dPCR na vigilância global das águas residuais e do ambiente melhorou significativamente a compreensão e a gestão destes importantes recursos naturais. Com a sua elevada sensibilidade e precisão, esta tecnologia abriu a porta a uma vigilância mais eficaz, à tomada de decisões com base em provas e a uma melhor proteção ambiental. Face aos actuais desafios ambientais globais, a integração da dPCR na vigilância das águas residuais e nas estratégias de gestão pode ser uma das ferramentas mais valiosas para manter a sustentabilidade ambiental para as gerações futuras.

4.8. Aplicação da dPCR no desenvolvimento de imunoterapia

A utilização e a aplicação da dPCR no desenvolvimento da imunoterapia estão a tornar-se cada vez mais populares com o aparecimento de doenças que atacam o sistema imunitário, como o coronavírus 2 da síndrome respiratória aguda grave (SARS-CoV-2), o Monkeypox (MPX), as infecções sexualmente transmissíveis (IST) e o VIH/SIDA, que exigem uma compreensão complexa das respostas imunitárias e a conceção de estratégias terapêuticas mais eficazes [165-167]. O desenvolvimento da imunoterapia utilizando a dPCR oferece várias possibilidades para medir biomarcadores imunitários específicos utilizados para suprimir os agentes patogénicos ou reforçar a imunidade, monitorizar a resposta do doente à terapêutica e prever os resultados da terapêutica a curto e longo prazo [167-169].

A aplicação da dPCR é benéfica para o desenvolvimento da imunoterapia porque envolve a monitorização e a medição dos níveis de expressão de genes específicos envolvidos na resposta imunitária. Por exemplo, na terapia com células T com recetor de antigénio quimérico (CAR-T), a dPCR pode ser utilizada para medir os níveis de expressão de genes alvo em células T modificadas, permitindo uma monitorização precisa da atividade celular e da resposta imunitária [170,171]. Uma melhor compreensão da expressão destes genes pode ajudar a otimizar a conceção das terapias e a melhorar a sua eficácia. Além disso, a dPCR também pode ser utilizada para monitorizar os níveis de determinadas mutações genéticas associadas à resposta à imunoterapia, como as mutações determinantes no cancro. Com a sua capacidade de detetar mutações com elevada sensibilidade, a dPCR pode ajudar a identificar os doentes com maior probabilidade de responder a uma determinada terapia, bem como a monitorizar as alterações na presença de mutações durante o tratamento. Isto permite uma maior personalização no desenvolvimento de terapias adaptadas ao perfil genético de um doente.

Além disso, a dPCR é útil para monitorizar o nível de ADN circulante livre (cfDNA) no sangue de um doente [169,172,173]. O cfDNA contém informação genética derivada de células que estão a morrer, incluindo células tumorais. Com a dPCR, o cfDNA pode ser medido com elevada sensibilidade, permitindo a monitorização não invasiva da dinâmica tumoral durante a imunoterapia. Uma melhor compreensão das alterações na quantidade e nas caraterísticas do cfDNA pode ajudar a avaliar a resposta terapêutica e a identificar mais cedo uma possível progressão da doença. Para além da sua função de monitorização, a dPCR também tem sido utilizada no desenvolvimento de terapias baseadas em vacinas. Nestes casos, a dPCR é utilizada para monitorizar a resposta imunitária à vacina nas células alvo, incluindo os níveis de expressão dos genes envolvidos na resposta imunitária, bem como para monitorizar a presença de antigénios alvo na amostra. Isto permitirá uma melhor avaliação da eficácia da vacina e o desenvolvimento de estratégias de desenvolvimento de vacinas mais eficazes.

Ao nível global do desenvolvimento da imunoterapia, a dPCR oferece benefícios significativos para a compreensão das respostas individuais à terapêutica, permitindo assim uma abordagem mais direcionada e personalizada no tratamento dos doentes [174,175]. A sua capacidade para medir com precisão biomarcadores imunitários específicos e mutações genéticas, bem como para monitorizar a dinâmica tumoral, fornece informações valiosas para o desenvolvimento de terapêuticas mais eficazes. Num esforço para desenvolver agentes imunoterapêuticos para várias doenças infecciosas e não transmissíveis, a utilização da tecnologia dPCR ajuda a fornecer informações sobre agentes imunoterapêuticos que podem ser desenvolvidos em termos de eficácia, variabilidade e complexidade de desenvolvimento. Globalmente, existem várias fontes de agentes imunoterapêuticos para o tratamento de doenças, como os anticorpos monoclonais, que são proteínas concebidas para se ligarem a alvos específicos em células tumorais ou células imunitárias. Estes anticorpos podem estimular o sistema imunitário a destruir as células tumorais e a inibir o seu crescimento. Os exemplos incluem os bloqueadores dos receptores PD-1 (proteína 1 de morte celular programada) ou CTLA-4 (proteína 4 associada aos linfócitos T citotóxicos), que aumentam a atividade das células T citotóxicas contra as células tumorais [169,174].

Além disso, as vacinas terapêuticas estimulam uma resposta imunitária contra as células tumorais através da introdução de antigénios tumorais específicos no sistema imunitário. A dPCR foi utilizada para monitorizar a expressão de genes associados à resposta imunitária às vacinas e para medir a taxa de sucesso da vacinação. Além disso, o próximo agente imunoterapêutico, a terapia com células T, envolve a recolha, modificação e reinfusão de células T de um doente que são geneticamente alteradas para expressar um recetor de antigénio específico (CAR) e depois reinfundidas no doente para identificar e destruir células tumorais. Verificou-se que as células CAR-T são eficazes no tratamento de vários tipos de cancros do sangue, incluindo a leucemia e o linfoma [170,171,173].

Os agentes imunoterapêuticos também muito utilizados são as citocinas, que são proteínas reguladoras produzidas pelas células imunitárias e utilizadas em algumas terapias de imunoterapia para modular a atividade do sistema imunitário e regular a sua função. Neste caso, a dPCR é utilizada para monitorizar os níveis de expressão genética associados à produção e à resposta a determinadas citocinas, para que estas não sejam tóxicas quando utilizadas. Na imunoterapia, as citocinas podem ser utilizadas de várias formas, incluindo as seguintes: 1. As interleucinas (IL) são estimulantes imunitários e vários tipos de interleucinas, como a IL-2 e a IL-12, têm sido utilizados terapeuticamente no tratamento do cancro. A IL-2 tem sido utilizada no tratamento de certos cancros metastáticos, especialmente o melanoma e o cancro do rim, e funciona estimulando a atividade das células T e de outras células do sistema imunitário para atacar as células cancerígenas. No entanto, a utilização da IL-2 é limitada devido aos seus efeitos secundários graves.

2. O interferão (IFN) foi desenvolvido como agente de tratamento, e o IFN é uma citocina que pode ser utilizada como agente imunoterapêutico. O IFN tem sido utilizado para tratar o melanoma e a leucemia, estimulando o sistema imunitário para aumentar as respostas antitumorais.

3. A síndrome de libertação de citocinas (SRC) é um tipo de imunoterapia, como a terapia com células CAR-T, e a libertação de citocinas pode ocorrer em resposta à atividade modificada das células T. Assim, a SIR pode ser um efeito secundário grave destas terapêuticas. Em certos casos, a regulação e o controlo da libertação de citocinas é crucial para reduzir o risco de efeitos secundários adversos, incluindo a fatalidade. No entanto, é de salientar que a utilização de citocinas na imunoterapia pode colocar desafios, especialmente no que respeita a efeitos secundários graves. Por conseguinte, está em curso investigação para desenvolver estratégias mais seguras e mais eficazes para a utilização de citocinas no tratamento do cancro e de outras doenças. A utilização da dPCR deve ser maximizada para identificar os perigos e os efeitos diretos das citocinas.

4.9. Aplicação da dPCR no desenvolvimento de fitoterapia

O desenvolvimento da fitoterapia ou a utilização de plantas medicinais para fins medicinais tornou-se um foco importante dos esforços no sentido de uma abordagem mais natural e sustentável dos cuidados de saúde. Este facto é mediado por relatórios maciços sobre a resistência aos medicamentos, os efeitos secundários do tratamento, a ineficácia dos medicamentos sintéticos e a toxicidade causada pelo tratamento a longo prazo [176,177]. Um dos principais desafios no desenvolvimento da fitoterapia é garantir a consistência e a qualidade dos produtos produzidos; por conseguinte, o reforço da capacidade tecnológica, a validação e os testes específicos são necessários para produzir medicamentos seguros [39,178,179]. A dPCR é uma tecnologia que pode facilitar a análise exacta e sensível do material genético, especialmente o encontrado em partes de plantas medicinais, para melhorar o desenvolvimento da fitoterapia [39,180]. As aplicações da dPCR no desenvolvimento da fitoterapia são as seguintes:

1. Na identificação e validação de géneros e espécies vegetais, uma fitoterapia eficaz depende frequentemente da identificação correta das espécies vegetais e da compreensão dos seus perfis químicos. A dPCR pode ser utilizada para identificar especificamente o material genético associado a determinadas espécies e géneros. Isto permite aos investigadores verificar a autenticidade dos materiais vegetais utilizados nas formulações de fitoterapia. Ao validar a composição exacta da planta, a dPCR ajuda a evitar a contaminação ou substituição acidental, garantindo a consistência e a segurança do produto [181,182].
2. A quantificação e monitorização do conteúdo ativo e uma compreensão exacta do conteúdo químico ativo das plantas medicinais são elementos importantes no desenvolvimento de fitoterapias eficazes. A dPCR pode ser utilizada para a quantificação exacta de genes relacionados com a biossíntese de compostos activos específicos. Ao monitorizar a expressão dos genes envolvidos nas vias biossintéticas, os investigadores podem obter uma melhor compreensão dos factores que influenciam a concentração de compostos activos. Isto permite o desenvolvimento de formulações que são consistentes com o conteúdo químico desejado.
3. A deteção e a caraterização da variação genética podem afetar a qualidade e a eficácia da fitoterapia. A dPCR pode ser utilizada para detetar e caraterizar a variação genética em populações de plantas medicinais. Ao compreender os polimorfismos genéticos presentes, os investigadores podem ajustar os processos de seleção e cultivo para aumentar a produção de compostos bioactivos desejáveis ou reduzir os níveis de compostos indesejáveis [183,184].
4. O controlo de qualidade e a autenticidade do produto, dois dos desafios da fitoterapia, envolvem a manutenção da consistência da qualidade do produto de lote para lote. A dPCR pode ser utilizada como uma ferramenta de controlo de qualidade para monitorizar a autenticidade e a consistência do produto. Ao testar regularmente amostras de produtos utilizando esta técnica, os fabricantes podem garantir que os seus produtos não estão contaminados com aditivos indesejados ou são substituídos por espécies de plantas diferentes.
5. Novos desenvolvimentos e melhorias nas formulações, como a dPCR, podem ajudar no desenvolvimento de novas formulações ou na melhoria das formulações existentes. Ao compreender melhor as interações genéticas envolvidas na biossíntese de compostos activos, os investigadores podem conceber formulações optimizadas para melhorar a eficácia e a consistência da fitoterapia. Isto abre a porta ao desenvolvimento de produtos mais eficazes e inovadores para os cuidados de saúde à base de plantas.

6. Em termos de segurança e eficácia, a dPCR pode ser utilizada para testar a segurança e a eficácia dos produtos de fitoterapia. Ao monitorizar a expressão de genes associados à toxicidade ou à atividade farmacológica, os investigadores podem identificar os potenciais riscos e benefícios da utilização do produto. Isto ajuda a garantir que os produtos de fitoterapia cumprem as normas de segurança e eficácia necessárias antes de serem vendidos no mercado.

A aplicação da dPCR no desenvolvimento de fitoterápicos oferece novas oportunidades para melhorar a consistência, a autenticidade e a eficácia dos produtos. Ao aproveitar o poder desta tecnologia para a identificação genética, quantificação de compostos activos e monitorização da variação genética, os investigadores podem produzir produtos padronizados e de alta qualidade. Isto é benéfico não só para as indústrias farmacêutica e de cuidados de saúde tradicionais, mas também para os cuidados de saúde clínicos e para os consumidores que confiam nos produtos naturais para os cuidados de saúde.

Recentemente, o código de barras do ADN foi desenvolvido para identificar e analisar sequências de ADN contidas em plantas, bem como potenciais agentes candidatos a medicamentos tradicionais e sintéticos. No desenvolvimento de medicamentos à base de plantas, o código de barras do ADN pode ser utilizado para garantir a autenticidade das matérias-primas utilizadas e monitorizar a qualidade e a autenticidade do produto final das matérias-primas medicinais. O código de barras do ADN permite a identificação exacta das plantas medicinais, mesmo em formas processadas, como simplisia, pós, extractos ou outras preparações.

Uma tecnologia que pode ser utilizada em conjunto com o código de barras do ADN é a dPCR [39,182,185]. A dPCR é uma técnica de amplificação do ADN que permite a deteção e a quantificação do ADN alvo com elevada sensibilidade. Na medicina à base de plantas e/ou tradicional desenvolvimento, a dPCR pode ser utilizada para detetar e amplificar o ADN de matérias-primas medicinais, bem como do produto final da medicina à base de plantas. A aplicação do código de barras de ADN assistido por dPCR na fitoterapia tem várias vantagens. Em primeiro lugar, permite a identificação de espécies de plantas medicinais com um elevado grau de exatidão, o que, por sua vez, garante a autenticidade e a qualidade do produto final. Em segundo lugar, a dPCR tem uma elevada sensibilidade e pode detetar ADN, mesmo em amostras com baixas concentrações ou em misturas com ADN de outras espécies. Isto permite a deteção de impurezas ou contaminação de matérias-primas ou produtos finais de medicamentos à base de plantas.

Shilin Chen [39] mostrou que o código de barras do ADN tem sido útil no controlo da qualidade da medicina tradicional, especialmente da fitoterapia. Este estudo recomendou vários desenvolvimentos sob a forma de mini-códigos de barras e super-códigos de barras para sequenciação e organelos genómicos de plantas medicinais tradicionais. O desenvolvimento e a utilização de códigos de barras de ADN para a identificação de compostos, a caraterização do genoma e o seu potencial são apresentados na **Figura 19**.

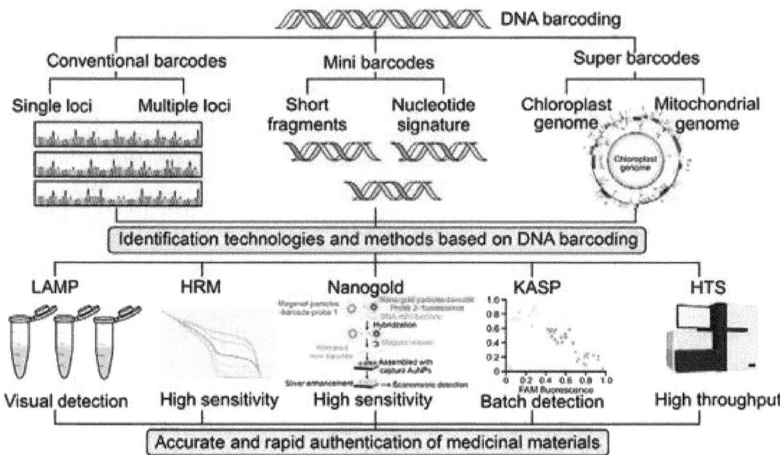

Figura 19. Desenvolvimento e utilização de códigos de barras de ADN para identificação do teor de compostos, caraterização do genoma e potencial.

O processo de desenvolvimento de medicamentos à base de plantas utilizando o código de barras de ADN e a dPCR começa com a amostragem de materiais vegetais medicinais em bruto. O ADN destas amostras foi extraído e amplificado utilizando técnicas convencionais ou de dPCR. Posteriormente, as sequências de ADN resultantes foram comparadas com uma base de dados de referência para identificar as espécies de plantas medicinais. Uma discrepância entre a sequência de ADN da amostra e a espécie esperada pode indicar contaminação ou substituição das matérias-primas, levando a imprecisões na utilização da espécie como medicamento. Uma grande variedade de espécies vegetais torna esta abordagem importante para melhorar a qualidade dos medicamentos de origem vegetal [176,186].

Além disso, esta tecnologia pode ser utilizada para monitorizar a consistência da qualidade do produto final ao longo do tempo e para detetar alterações na composição genética da planta medicinal que possam afetar a eficácia ou a segurança do medicamento à base de plantas. Ao utilizar uma combinação de código de barras de ADN e dPCR, o desenvolvimento de medicamentos à base de plantas pode tornar-se mais direcionado e qualificado, garantindo assim a autenticidade, a qualidade e a segurança do produto final. Esta tecnologia permite aos fabricantes cumprir as rigorosas normas regulamentares da indústria de medicamentos à base de plantas e aumenta a confiança dos consumidores nos produtos consumidos.

4.10. Avaliação dos níveis de expressão dos genes e das modificações epigenéticas

A dPCR surgiu como a mais recente solução para a deteção e quantificação mais sensíveis e precisas de alvos genéticos e modificações epigenéticas. No processamento da dPCR, as amostras de ADN são divididas em reacções separadas realizadas com microcâmaras. Cada microcâmara contém uma amostra com um número reduzido de moléculas de ADN, de modo a que cada molécula de ADN possa ser reproduzida separadamente. Assim, a dPCR permite a deteção de alvos com um elevado grau de sensibilidade devido à sua natureza digital, em que as moléculas de ADN são contadas diretamente em vez de serem estimadas com base na amplificação [46,85]. A utilização da dPCR na avaliação dos níveis de expressão génica oferece vantagens significativas para várias aplicações de biologia molecular. Por exemplo, na investigação do cancro, a dPCR pode ser utilizada para detetar e quantificar níveis baixos de expressão genética, que podem ser difíceis de detetar utilizando métodos convencionais de PCR. Isto é importante porque as alterações de baixa expressão genética têm frequentemente implicações clínicas significativas na deteção, diagnóstico, seleção da terapia e monitorização da resposta ao tratamento. Além disso, a dPCR é particularmente útil na investigação epigenética para estudar alterações na atividade genética que não envolvem alterações nas sequências de ADN.

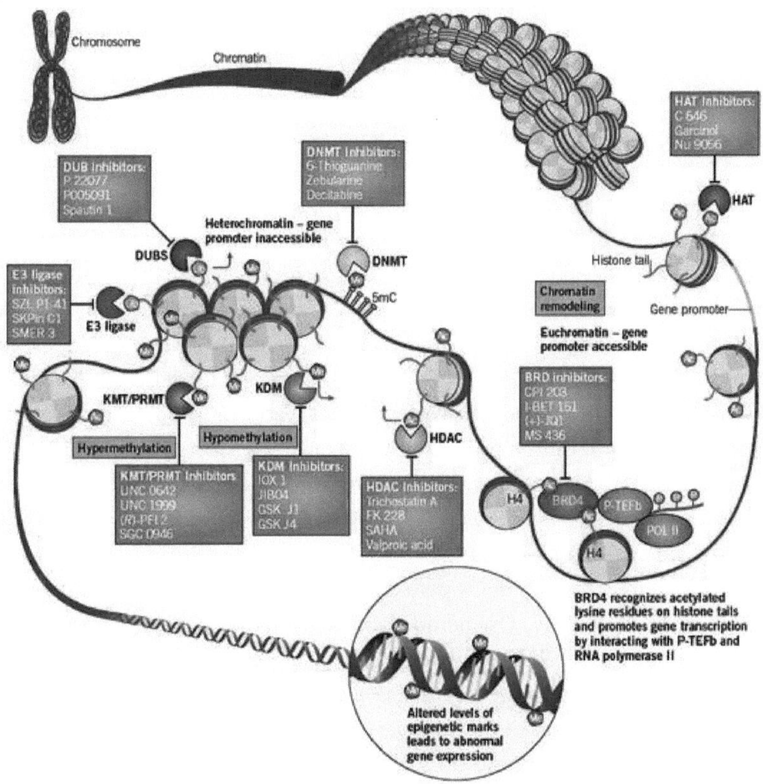

Figura 20. Alvos epigenéticos do cancro. **Observações:** A estrutura básica da cromatina consiste em nucleossomas, que são compostos por dois conjuntos de proteínas histonas, nomeadamente H2A, H2B, H3 e H4, que estão fortemente ligadas a fragmentos de ADN. As alterações na estrutura da cromatina devidas a modificações após a tradução podem regular a atividade dos genes através da formação de heterocromatina ou eucromatina, que geralmente inibem ou estimulam a transcrição dos genes. As alterações pós-traducionais incluem a metilação do ADN, a metilação (Me) e a acetilação (Ac) das caudas das histonas. A metilação do ADN inibe a transcrição ao impedir que o complexo de transcrição se ligue aos promotores dos genes. A acetilação das caudas das histonas geralmente solta o ADN em torno do nucleossoma, aumenta a acessibilidade dos promotores de genes ao complexo de transcrição e estimula o processo de transcrição. No entanto, a metilação das caudas das histonas pode também suprimir ou estimular a expressão genética, dependendo da localização, do grau de metilação e de outras modificações das histonas presentes no ambiente circundante. O padrão de modificação pós-traducional dos nucleossomas determina os perfis transcricionais dos genes adjacentes. Perturbações
na regulação das modificações pós-traducionais pode resultar numa expressão genética não natural, que, por sua vez, conduz à oncogénese e ao desenvolvimento do cancro. **Abreviaturas:** HAT, histona acetiltransferase; BRD, bromodomínio; HDAC, histona desacetilase; KDM, histona desmetilase; KMT/PRMT, lisina metiltransferase/proteína arginina metiltransferase. DNMT: DNA metiltransferase; DUB: enzimas deubiquitinantes.

A compreensão dos processos fisiopatológicos pode ser significativamente melhorada através da análise epigenética, que tem potencial para o diagnóstico da progressão prevista da doença e a avaliação da suscetibilidade à doença. As modificações epigenéticas, como a metilação do ADN, podem afetar a expressão genética sem alterar a sequência do ADN. A tecnologia dPCR pode detetar e quantificar modificações epigenéticas com um elevado grau de sensibilidade [187-189]. Por exemplo, a dPCR tem sido utilizada na investigação sobre a relação entre a metilação do ADN e várias doenças, incluindo o cancro, as doenças cardíacas, a diabetes e as perturbações neurológicas. **A Figura 20 apresenta** um exemplo de um mecanismo alvo epigenético do cancro.

Uma aplicação importante da dPCR para a modificação epigenética é o mapeamento da metilação do ADN [188]. Os métodos tradicionais de medição da metilação do ADN, como a sequenciação por bissulfito, requerem uma amplificação significativa do ADN e são frequentemente insensíveis a pequenas alterações na metilação do ADN. Em contrapartida, a dPCR permite a deteção e quantificação exactas de pequenas alterações na metilação do ADN, possibilitando uma melhor compreensão do papel das modificações epigenéticas na regulação genética e na patogénese das doenças. Além disso, a dPCR pode ser utilizada para monitorizar as modificações epigenéticas ao nível de uma única célula. Utilizando esta técnica, os investigadores podem identificar variações epigenéticas entre células, o que é importante para compreender a heterogeneidade celular durante o desenvolvimento normal e patológico. Por exemplo, a dPCR tem sido utilizada para compreender como as modificações epigenéticas afectam a diferenciação celular e o desenvolvimento de doenças, bem como para monitorizar as respostas celulares a terapias epigenéticas.

A dPCR pode ser utilizada para medir o nível de metilação do ADN em sítios CpG específicos ou em regiões de interesse. Os ensaios de dPCR específicos da metilação utilizam enzimas de restrição sensíveis à metilação ou conversão de bissulfito para distinguir entre sequências de ADN metiladas e não metiladas [92,190,191]. Isto permite estudar os padrões de metilação do ADN, as alterações epigenéticas e as suas implicações na regulação dos genes, no desenvolvimento e na doença. Além disso, na modificação genética, os testes de acessibilidade da cromatina baseados na dPCR, como a análise digital da acessibilidade da metilação por enzimas de restrição (DREAM), permitem a avaliação quantitativa da acessibilidade da cromatina em loci genómicos específicos [12,189].

Ao medir a acessibilidade do ADN às enzimas de restrição ou a outras nucleases, a dPCR pode fornecer informações sobre a estrutura da cromatina, a regulação da transcrição e as modificações epigenéticas associadas à expressão genética. Além disso, a dPCR também pode ser utilizada para medir as modificações do ARN, como a N6-metiladenosina (m6A), a 5-metilcitosina (m5C) e a pseudouridina (Ψ). Ao desenvolver ensaios específicos que visam as modificações do ARN, a dPCR permite a análise quantitativa das marcas epigenéticas do ARN e do seu papel no processamento, estabilidade e regulação da tradução do ARN. Por conseguinte, a utilização potencial da dPCR é altamente promissora para o desenvolvimento de métodos de diagnóstico, prognóstico e terapêuticos de base molecular [192].

4.11. Aplicação da dPCR na análise da variação do número de cópias

As aplicações da dPCR desempenham um papel importante na análise da variação do número de cópias (CNV) devido à sua elevada sensibilidade para detetar alterações do número de cópias do ADN. A dPCR permite a deteção de CNV amplificando os fragmentos de ADN alvo em muitas partições separadas, de modo a que cada partição contenha pelo menos um fragmento alvo. Ao monitorizar o número de partições que contêm o fragmento alvo (positivo), a dPCR pode determinar com precisão o número de cópias de ADN numa pequena amostra [29]. As implicações deste método podem proporcionar uma melhor compreensão da relação entre as CNV e as condições de doença, melhorar a precisão do diagnóstico genético e monitorizar a resposta à terapêutica da doença. Nos laboratórios contemporâneos, a aplicação da dPCR na análise da variação do número de cópias tem várias implicações práticas, tais como uma maior precisão dos resultados dos testes, eficiência da análise, poupança de amostras e reagentes, elevada escalabilidade e métodos de ponta na investigação genética atual [128,193-195].

Capítulo 5

Avanços tecnológicos e inovações

5.1 Novos sensores e detectores para dPCR

Os novos sensores e detectores para a dPCR tornaram-se um dos principais objectivos dos esforços para melhorar a sensibilidade, a velocidade e a precisão desta técnica. Com os avanços da nanotecnologia, da optoelectrónica e da engenharia de sensores, surgiram inovações que permitem a deteção de moléculas-alvo através da dPCR com maior sensibilidade e especificidade. Neste subcapítulo, descrevemos de forma exaustiva alguns dos mais recentes sensores e detectores que enriqueceram as capacidades da dPCR [2,54].

Uma inovação importante é o desenvolvimento de sensores de deteção de sinal mais avançados. O desenvolvimento de sensores de deteção de sinal é um marco importante na melhoria do desempenho e da precisão da reação em cadeia da polimerase digital (dPCR). Os sensores de deteção de sinal são responsáveis pela deteção da fluorescência gerada pelos produtos da PCR durante a amplificação [18,94]. Os avanços nos sensores de deteção de sinal provocaram alterações significativas nas capacidades da dPCR, incluindo melhorias na sensibilidade, resolução e fiabilidade da deteção. Neste subcapítulo, são discutidos vários aspectos importantes do desenvolvimento de sensores de deteção de sinal.

Em primeiro lugar, é importante compreender o papel principal dos sensores de deteção de sinal na dPCR [42,196,197]. medida que a PCR avança, os produtos de amplificação do ADN ou ARN são normalmente marcados com fluoróforos fluorescentes. O sensor de deteção de sinal é responsável por medir esta fluorescência e convertê-la num sinal mensurável que pode ser utilizado para determinar a quantidade inicial das moléculas alvo. Por conseguinte, o desempenho do sensor de deteção de sinal afecta significativamente a sensibilidade e a precisão da dPCR. Um avanço importante nos sensores de deteção de sinal é a utilização de tecnologias de fotodetecção mais avançadas. Os modernos sensores de fotodetecção são altamente sensíveis à fluorescência produzida, mesmo a níveis muito baixos. Têm também uma vasta gama dinâmica, o que permite a sua deteção numa vasta gama de concentrações alvo. Estes sensores estão também equipados com caraterísticas como a redução do ruído e o aumento da sensibilidade, que optimizam o desempenho da deteção do sinal em várias condições experimentais [117,198,199].

Além disso, foram desenvolvidos sensores de deteção de sinais para serem concebidos e integrados em sistemas dPCR. Os sensores especificamente concebidos para várias plataformas de dPCR, tais como plataformas baseadas em gotículas, chips ou emulsões, permitem uma deteção óptima e consistente. Estas concepções personalizadas têm em conta factores como o volume da amostra, a geometria da reação e a eficiência da fluorescência, que afectam o desempenho da deteção do sinal. A tecnologia de processamento digital de sinais é parte integrante do desenvolvimento de sensores de deteção de sinais. Os algoritmos e métodos avançados de processamento de sinais permitem uma extração de informação mais precisa de sinais de fluorescência complexos. Estes incluem a redução do ruído, a determinação precisa do limiar de deteção e uma análise estatística exacta. A integração destas tecnologias garante que os dados gerados pelos sensores de deteção de sinais podem ser interpretados com precisão e rapidez, melhorando assim a fiabilidade e a validade dos resultados da dPCR.

Além disso, o desenvolvimento de sensores de deteção de sinais envolveu a aplicação de conceitos e tecnologias de outros domínios, como a nanotecnologia e a optoelectrónica. Os sensores baseados na nanotecnologia, por exemplo, oferecem uma sensibilidade excecional às alterações de fluorescência ao nível nanométrico, permitindo a deteção de moléculas-alvo em concentrações muito baixas [200,201]. Além disso, a utilização de componentes optoelectrónicos sofisticados aumentou a eficiência da deteção de sinais e optimizou a utilização de energia em vários domínios.

Além disso, é necessário desenvolver sensores ópticos e fotométricos inovadores. Os sensores ópticos integrados nos sistemas dPCR podem proporcionar uma deteção mais precisa e sensível [202,203]. O sistema dPCR pode captar a fluorescência com elevada eficiência e produzir sinais estáveis, mesmo sob variações extremas das condições de luz. Estes sensores estão frequentemente equipados com definições automáticas dos parâmetros de deteção e redução do ruído que melhoram a fiabilidade e a consistência dos resultados. Foram feitos vários esforços para desenvolver sensores ópticos e fotométricos que sejam mais compatíveis com a dPCR. Os principais factores que afectam o desempenho dos sensores ópticos e fotométricos são a sensibilidade, a resolução, a dinâmica e a estabilidade do sinal [204,205].

Um dos principais avanços nos sensores ópticos e fotométricos é a utilização de tecnologias de deteção sensíveis e reactivas. Os sensores modernos estão equipados com componentes ópticos e fotométricos avançados, como os fotodetectores CCD ou CMOS, que têm uma elevada eficiência de conversão e uma vasta gama dinâmica. Esta tecnologia permite que o sensor detecte fluorescência, mesmo em níveis muito baixos da molécula alvo, aumentando significativamente a sensibilidade e o limite de deteção da dPCR. Os sensores ópticos e fotométricos estão frequentemente equipados com caraterísticas avançadas para melhorar a fiabilidade e a consistência dos resultados. Por exemplo, a tecnologia de focagem automática e a definição automática dos parâmetros de deteção garantem que o sensor está sempre a funcionar em condições óptimas, o que resulta em dados consistentes de ensaio para ensaio [206]. Os sistemas de redução do ruído e os filtros digitais também ajudam a eliminar os sinais de fundo indesejados, melhorando assim a relação sinal/ruído e a precisão da medição.

As concepções inovadoras de sensores ópticos e fotométricos também têm em conta factores como a geometria da reação e o tipo de plataforma dPCR utilizada. Os sensores optimizados para várias plataformas de dPCR, tais como plataformas baseadas em gotículas, chips ou emulsões, garantem uma deteção óptima e consistente. Estas concepções personalizadas têm em conta factores como a geometria da reação, a eficiência da luz e os níveis de fluorescência esperados, que afectam o desempenho da deteção ótica e fotométrica.

O desenvolvimento de sensores ópticos e fotométricos envolve também a aplicação de conceitos e tecnologias de outros domínios, como a microfluídica e a nanotecnologia. Por exemplo, os sensores integrados em sistemas microfluídicos permitem medições de fluorescência em tempo real durante a PCR. A utilização de materiais nanotecnológicos em sensores ópticos e fotométricos permite um aumento da sensibilidade e da resolução da deteção, bem como uma redução da dimensão do sensor e dos custos de fabrico.

Além disso, é necessário o desenvolvimento de detectores electrónicos avançados com maior sensibilidade [203]. Os detectores electrónicos avançados são normalmente suportados por hardware mais potente e sensores mais sensíveis. A utilização de dispositivos avançados de acoplamento de carga (CCD) ou de sensores de semicondutores de óxidos metálicos complementares (CMOS), por exemplo, permite que os detectores captem sinais de fluorescência com elevada resolução e velocidades de leitura rápidas [207,208]. Estes sensores têm uma elevada eficiência de conversão e baixos níveis de ruído, o que resulta numa deteção precisa mesmo com intensidades de fluorescência baixas ou em condições de luz complexas. Além disso, os detectores electrónicos avançados estão equipados com caraterísticas adicionais que melhoram a sensibilidade e o desempenho da deteção. A função de definição do ganho ajustável ou do nível de exposição permite que o detetor se adapte a uma vasta gama de gamas de intensidade de fluorescência e assegura que os sinais podem ser detectados com precisão, mesmo a níveis muito baixos. A utilização de tecnologias avançadas de redução do ruído e de processamento digital de sinais ajuda a aumentar a relação sinal-ruído e a melhorar a precisão da medição [87,201].

A integração de detectores electrónicos avançados com software sofisticado de análise de dados é também uma parte importante do desenvolvimento da dPCR [209,210]. Estes detectores estão frequentemente ligados a sistemas informáticos ou a software de análise de dados, o que permite o processamento de sinais em tempo real e a extração exacta de informações dos dados resultantes. Os algoritmos e métodos avançados de processamento de sinais permitem que o detetor capte informações úteis de sinais de fluorescência complexos, melhorando assim a fiabilidade e a validade dos resultados da dPCR.

Os detectores electrónicos avançados podem ser equipados com caraterísticas adicionais para melhorar a fiabilidade do funcionamento e prolongar a vida útil da dPCR. Caraterísticas como sistemas de arrefecimento eficientes ou proteção contra luz excessiva garantem que o detetor pode funcionar em condições óptimas e estáveis e podem também ajudar a evitar danos no sensor ou nos componentes electrónicos devido a stress térmico ou fotodegradação, que podem comprometer o desempenho da deteção a longo prazo. O desenvolvimento de detectores electrónicos avançados implica a aplicação das mais recentes tecnologias à eletrónica e à optoelectrónica.

Por exemplo, a utilização de componentes electrónicos baseados em novos materiais semicondutores ou em tecnologias de fabrico de microeletrónica pode levar à produção de detectores mais pequenos, mais leves e mais eficientes [65,117,211]. Isto permite a integração de detectores em plataformas dPCR mais compactas e portáteis, expandindo assim a aplicação desta técnica numa variedade de contextos laboratoriais e de campo. Os sensores baseados em nanotecnologia oferecem sensibilidade a alterações moleculares à escala nanométrica , bem como a deteção de quantidades muito pequenas de moléculas-alvo. As caraterísticas únicas dos materiais nanotecnológicos, como a elevada condutividade, melhoram o desempenho dos sensores em termos de sensibilidade, resolução e fiabilidade.

Vários estudos utilizaram com êxito estruturas de nanomateriais, como nanotubos de carbono ou pontos quânticos, como sensores de fluorescência para dPCR. As estruturas nanomateriais têm uma grande área de superfície e uma elevada sensibilidade à fluorescência, permitindo a deteção de moléculas-alvo a concentrações muito baixas. Além disso, a utilização de nanomateriais na deteção por dPCR proporciona frequentemente uma plataforma flexível e personalizável, permitindo a integração de vários métodos de preparação de amostras e sistemas de deteção com alvos moleculares de elevada precisão. Com o desenvolvimento e a integração contínuos destas tecnologias, a dPCR tem potencial para se tornar uma ferramenta importante numa vasta gama de aplicações nos domínios das ciências da vida, da medicina preventiva, da epidemiologia, da saúde pública e dos cuidados clínicos.

5.2 Novo software e análise de dados para dPCR

O atual software de análise de dados para dPCR tornou-se a chave para compreender e extrair informações valiosas dos dados gerados. Com a crescente complexidade das experiências dPCR e a disponibilidade de grandes quantidades de dados, é necessário software sofisticado para gerir, analisar e interpretar os dados de forma eficiente e exacta [212]. A introdução do mais recente software de análise de dados conduziu a alterações significativas nas capacidades da dPCR, permitindo aos investigadores explorar e compreender informações mais profundas a partir dos dados experimentais. Uma caraterística importante do software de análise de dados mais recente é a sua capacidade de gerir e integrar dados de várias plataformas dPCR. A maior parte do software moderno tem uma ampla compatibilidade com várias plataformas dPCR, incluindo plataformas baseadas em gotículas, em pastilhas e em emulsões, permitindo aos utilizadores analisar dados de várias fontes com consistência e uniformidade. Este facto ajudará a expandir as aplicações da dPCR e permitirá aos investigadores efetuar análises exaustivas e unificadas [213,214].

Além disso, o software de análise de dados mais recente possui frequentemente uma interface de utilizador intuitiva e de fácil utilização, que facilita a utilização e a navegação através de várias funcionalidades de análise. Estas funcionalidades incluem visualizações interactivas de dados, ferramentas avançadas de processamento de dados e a capacidade de personalizar os parâmetros de análise de acordo com as necessidades específicas do utilizador [104,195,206]. Com esta interface fácil de utilizar, os investigadores podem efetuar facilmente análises e gerar rapidamente resultados relevantes. Alguns softwares de análise de dados também incluem funcionalidades que permitem a colaboração e a partilha eficiente de dados entre diferentes utilizadores. Estas incluem o armazenamento integrado de dados em linha, ferramentas de colaboração em tempo real e a capacidade de criar e gerir projectos de colaboração. Isto facilitará um trabalho de equipa eficaz e permitirá uma investigação dPCR contínua e colaborativa em toda a comunidade científica.

Além disso, a evolução dos algoritmos e dos métodos de análise de dados é essencial para os avanços na dPCR [215,216]. Foram concebidos algoritmos e métodos de análise de dados novos e melhorados para ultrapassar os desafios da complexidade dos dados e para obter informações úteis de forma exacta e eficiente. Com a crescente complexidade dos dados dPCR e a necessidade de uma interpretação mais profunda, os algoritmos e métodos de análise de dados mais recentes são fundamentais para compreender as implicações biológicas dos resultados experimentais.

Um tipo de algoritmo frequentemente utilizado na análise de dados dPCR é o algoritmo de agrupamento para análise de dados de molécula única. Os algoritmos de agrupamento são utilizados para identificar e separar os grupos de sinais que representam as moléculas alvo do ruído de fundo e dos artefactos experimentais. Utilizando técnicas avançadas de agrupamento, estes algoritmos permitem aos investigadores identificar e contar as moléculas alvo com um elevado grau de exatidão, mesmo em amostras complexas.

Além disso, os novos e melhorados algoritmos e métodos de análise de dados incorporam técnicas estatísticas avançadas para avaliar a fiabilidade e a validade dos resultados [210,214,217]. Foram utilizados métodos como a análise de regressão não linear, a análise multivariada da variância e o teste de hipóteses estatísticas para validar os resultados e determinar o significado estatístico das diferenças entre os grupos experimentais. Estas técnicas podem garantir que os resultados obtidos a partir da análise de dados dPCR têm uma elevada fiabilidade estatística e são biologicamente relevantes.

A utilização da inteligência artificial (IA) na análise de dados dPCR tornou-se uma preocupação acrescida para melhorar a eficiência, a precisão e a fiabilidade da análise. A IA permite o desenvolvimento de algoritmos que podem aprender com os dados existentes para identificar padrões e tendências complexos que são difíceis ou impossíveis de identificar manualmente. Ao aplicar técnicas de IA à análise de dados dPCR, os investigadores podem obter conhecimentos mais profundos e acelerar o processo de interpretação dos dados [209,218,219].

Uma das principais aplicações da IA na análise de dados dPCR é a sua utilização na previsão da quantificação de moléculas-alvo padronizadas. Através do desenvolvimento de modelos de previsão que utilizam técnicas de aprendizagem automática, a IA pode prever o número de moléculas alvo numa amostra com base em padrões complexos de sinais de fluorescência. O modelo pode aprender com os dados existentes e identificar padrões que se correlacionam com o número de moléculas alvo, permitindo previsões exactas, mesmo em amostras complexas ou com ruído. A IA também está a ser utilizada no desenvolvimento de algoritmos automatizados para o processamento e análise de dados dPCR. Os algoritmos de automatização utilizam técnicas de aprendizagem automática para identificar e classificar dados, reduzir o envolvimento humano no processo de análise e aumentar a eficiência global. Isto permite aos investigadores poupar tempo e recursos valiosos e concentrar a sua atenção na interpretação e utilização dos resultados.

Assim, o desenvolvimento de software de análise de dados, de algoritmos e a utilização de IA abrem boas perspectivas para o aperfeiçoamento das capacidades e aplicações da dPCR. Através da utilização de software avançado, do desenvolvimento de algoritmos fiáveis e da aplicação de técnicas de IA na análise de dados, a comunidade científica pode obter conhecimentos mais profundos e acelerar o processo de investigação nos domínios da biologia molecular e do diagnóstico, do manuseamento de amostras de doentes e da melhoria da capacidade de diagnóstico [220]. Ao melhorar continuamente esta tecnologia, a dPCR tem potencial para se tornar uma ferramenta ainda mais poderosa para várias aplicações nos domínios das ciências da vida, da biologia, da medicina e noutros domínios para o avanço e o bem-estar da humanidade.

5.3 Integração da tecnologia dPCR com outros sistemas de laboratório

A integração da tecnologia dPCR com outros sistemas laboratoriais tem sido o foco do desenvolvimento para melhorar a eficiência, a fiabilidade e a produtividade numa vasta gama de aplicações laboratoriais contemporâneas. Esta integração permite que a dPCR se torne parte integrante do fluxo de trabalho laboratorial mais vasto, possibilitando a automatização de processos, a expansão das capacidades analíticas e a melhoria das interações entre diferentes tecnologias laboratoriais [73,91,130].

A interoperabilidade com os sistemas laboratoriais actuais é fundamental para garantir que a tecnologia dPCR possa integrar-se sem problemas noutros sistemas e dispositivos existentes no laboratório, envolvendo uma ampla compatibilidade com os vários dispositivos e plataformas utilizados nos fluxos de trabalho laboratoriais, incluindo dispositivos de extração de amostras, dispositivos de pipetas automatizadas e dispositivos de análise de dados. Uma forma de alcançar a interoperabilidade é através da normalização de protocolos e formatos de dados. Esta normalização permite que diferentes dispositivos e sistemas comuniquem e interajam sem problemas, garantindo uma troca de dados exacta e consistente entre vários dispositivos. Normas como as normas de comunicação do Sistema de Gestão de Informação Laboratorial (LIMS) e as normas de ficheiros de dados laboratoriais (como os formatos de ficheiros XML ou JSON) suportam a interoperabilidade no laboratório. Além disso, a utilização de interfaces de aplicação abertas (APIs) permite uma integração mais fácil entre o sistema dPCR e outros sistemas de laboratório. Com as APIs, os utilizadores podem ligar facilmente o sistema dPCR a sistemas LIMS, dispositivos de pipetas automatizados ou outros dispositivos de análise de dados, permitindo a transferência de dados em tempo real e a integração perfeita de processos.

Além disso, uma maior ligação e integração com sistemas de automatização de laboratórios pode maximizar a eficiência e a produtividade da dPCR, que envolve a utilização de hardware e software para permitir a automatização de processos laboratoriais, incluindo a preparação de amostras, a PCR e a análise de dados. Uma forma de conseguir esta integração é utilizar robots de laboratório ligados aos sistemas dPCR. Estes robots podem ser programados para efetuar várias tarefas laboratoriais, como a pipetagem de amostras, a mistura de reagentes e o carregamento de amostras no dispositivo dPCR. Utilizando robôs de laboratório, os utilizadores de serviços de laboratório podem automatizar processos morosos e libertar tempo e mão de obra para outras actividades. O software integrado de automatização de laboratórios desempenha um papel importante na melhoria da eficiência e da produtividade. O software permite aos utilizadores planear, organizar e monitorizar automaticamente os processos laboratoriais, desde a preparação de amostras até à análise de dados. Utilizando o software de automatização , os utilizadores podem poupar tempo, reduzir os erros humanos e melhorar a consistência dos resultados obtidos.

Este esforço foi feito através do desenvolvimento de estratégias para maximizar a eficiência e a produtividade com tecnologias integradas, envolvendo o desenvolvimento de estratégias que optimizem a utilização da dPCR em fluxos de trabalho laboratoriais, incluindo o desenvolvimento de protocolos experimentais integrados, a utilização de software de automatização e a implementação de melhores práticas na gestão de dados laboratoriais. Uma estratégia eficaz é o desenvolvimento de protocolos experimentais integrados. Estes protocolos são concebidos para garantir que as várias fases do fluxo de trabalho do laboratório, desde a preparação das amostras até à análise dos dados, são bem coordenadas e integradas. Isto permite aos investigadores realizar experiências com elevada eficiência e maximizar a utilização dos recursos do laboratório.

Além disso, a utilização de software de automatização avançado é uma estratégia eficaz para maximizar a eficiência e a produtividade. Este software pode ser utilizado para planear e organizar automaticamente várias fases do fluxo de trabalho do laboratório, incluindo a preparação de amostras, PCR e análise de dados. Além disso, a implementação das melhores práticas de gestão de dados laboratoriais, como a utilização de um sistema LIMS integrado, práticas avançadas de gestão de dados e políticas rigorosas de segurança de dados, ajuda a maximizar a eficiência e a produtividade. Utilizando estas práticas, os gestores de laboratório podem gerir eficazmente os dados, otimizar a utilização da informação disponível, garantir a fiabilidade e segurança abrangentes dos dados e tornar-se a aplicação laboratorial de eleição no futuro.

5.4 Combinação do ChatGPT e de outros IA com a tecnologia dPCR

A integração do ChatGPT e de outras tecnologias de IA com a PCR digital (dPCR) oferece uma abordagem transformadora à investigação e ao diagnóstico em biologia molecular. As capacidades de processamento de linguagem natural do ChatGPT melhoram a análise de dados, permitindo que resultados complexos de dPCR sejam interpretados em tempo real, fornecendo informações e ajudando na conceção experimental através de conversas interactivas. Além disso, os algoritmos de IA podem automatizar o processo de criação de protocolos experimentais, optimizando as condições de PCR e as sequências de primers para uma eficiência máxima.

A modelação preditiva apoiada pela IA permite aos investigadores prever resultados experimentais, orientar a tomada de decisões e dar prioridade aos esforços de investigação. Além disso, os mecanismos de controlo de qualidade baseados na IA garantem a exatidão e a fiabilidade dos dados dPCR, melhorando assim a integridade experimental. Ao integrar os dados dPCR com os conhecimentos biológicos existentes, a IA facilita a compreensão global e a colaboração interdisciplinar. As ferramentas de aprendizagem interactiva baseadas em IA ensinam aos investigadores e estudantes os princípios e aplicações da dPCR, incentivando a retenção de conhecimentos e o desenvolvimento de competências. Em ambientes clínicos, a análise dPCR com recurso à IA oferece apoio à decisão em tempo real para diagnósticos e tratamentos personalizados, ajudando os profissionais de saúde a interpretar os resultados e a orientar as decisões de tratamento. A combinação do ChatGPT, de outras tecnologias de IA e da dPCR está a revolucionar a biologia molecular a investigação, a análise de dados e os diagnósticos clínicos, acelerando a descoberta científica e melhorando os resultados dos cuidados de saúde.

Capítulo 6

Direcções e oportunidades futuras

6.1 Expansão das aplicações de dPCR na medicina personalizada

Na era da medicina avançada, a tecnologia continua a desempenhar um papel importante na melhoria da medicina personalizada ou dos tratamentos adaptados às caraterísticas únicas de cada indivíduo. Entre as várias tecnologias disponíveis, a dPCR surgiu como uma ferramenta altamente promissora para apoiar a medicina personalizada no presente e no futuro. Devido às suas vantagens em termos de sensibilidade, precisão e capacidade de detetar moléculas alvo em quantidades muito pequenas de amostra, a dPCR oferece um grande potencial para a expansão da sua aplicação na medicina personalizada.

Considerando os seus benefícios e potencialidades, a expansão das aplicações da dPCR é necessária com base em evidências, e várias razões, como a dPCR, permitem a deteção de quantidades muito pequenas de moléculas-alvo com elevada sensibilidade, de modo que a identificação precoce de doenças pode ser realizada mesmo nas fases iniciais da ocorrência da doença ou em níveis muito baixos de presença, o que é muito importante na medicina personalizada, especialmente para a deteção precoce e intervenção atempada. Além disso, a tecnologia dPCR permite a realização de testes multiplex, o que possibilita a deteção de múltiplos alvos moleculares numa única reação. Isto significa que a dPCR pode ser utilizada para uma análise mais abrangente do perfil de biomarcadores de um indivíduo, o que é fundamental para determinar estratégias de tratamento personalizadas adequadas. Este facto foi apoiado pela elevada consistência e reprodutibilidade dos resultados analíticos gerados a partir da dPCR, minimizando assim a variação entre diferentes ensaios. A tecnologia dPCR é importante não só para o diagnóstico e tratamento, mas também para o desenvolvimento de investigação translacional que tenta ligar as descobertas científicas às aplicações clínicas no terreno. Esta tecnologia permite uma investigação mais aprofundada sobre biomarcadores relevantes para condições clínicas específicas, permitindo assim o desenvolvimento de terapias mais direcionadas.

A tecnologia dPCR tem sido aplicada em vários domínios da saúde para o diagnóstico de doenças. A dPCR é mais sensível e específica do que os métodos tradicionais de PCR para identificar mutações genéticas. Com alta resolução, a dPCR pode detetar mutações genéticas em pequenas quantidades de ADN, o que é útil na medicina personalizada, particularmente na conceção de terapias que correspondam ao perfil genético do doente. Por exemplo, as mutações específicas do cancro em determinados genes podem afetar as respostas a determinadas terapias. A dPCR é útil para testes mais aprofundados para identificar estas mutações e conceber planos de tratamento específicos e abrangentes.

Além disso, a dPCR é útil para a monitorização da doença a nível molecular, o que indica que pode detetar e quantificar a quantidade de determinadas moléculas relacionadas com a doença em biópsias de doentes. Por exemplo, no tratamento do VIH, é crucial medir o nível e a quantidade do vírus no sangue. A dPCR proporciona uma elevada sensibilidade na medição da quantidade de vírus, permitindo uma monitorização mais precisa da resposta à terapia antirretroviral (ARV). Destina-se também a proporcionar cuidados personalizados a indivíduos com doenças infecciosas, como o VIH, a hepatite e a tuberculose.

Além disso, a tecnologia dPCR pode ser utilizada para a medição da expressão genética, a fim de determinar os padrões de expressão genética que podem estar relacionados com a resposta à terapêutica; quanto mais reconhecíveis forem os padrões genéticos nos doentes, mais preciso será o tratamento ministrado e maiores serão as taxas de cura e de segurança. A dPCR é utilizada para medir níveis específicos de mRNA em amostras, o que permite uma compreensão mais profunda da atividade genética de um indivíduo, tanto recessiva como dominante. Este conhecimento ajuda a prever a resposta de um doente a uma determinada terapia, de modo a que a abordagem terapêutica possa ser adaptada às necessidades do doente. Estes resultados são particularmente úteis para os fornecedores de serviços farmacêuticos e de medicamentos para identificar interações entre a genética individual e as respostas aos medicamentos, conhecidas como farmacogenómicas. A dPCR é utilizada para identificar variantes genéticas que podem afetar o metabolismo dos medicamentos ou a resposta a um determinado medicamento. Assim, a dPCR pode ajudar a conceber uma dosagem de medicamento adequada e uma terapia mais eficaz com base no perfil genético do doente.

Para além das suas aplicações em medicina personalizada, a dPCR é útil para a deteção rápida de agentes patogénicos. Pode permitir um diagnóstico e uma intervenção mais rápidos em situações infecciosas que exijam uma ação rápida, como as infecções nosocomiais que ocorrem frequentemente em ambientes de cuidados de saúde (como hospitais, clínicas e centros de saúde pública). A dPCR pode identificar e quantificar de forma rápida e sensível o número de agentes patogénicos numa amostra para um tratamento mais eficiente. Recentemente, foi referido que a dPCR pode ser utilizada no desenvolvimento de terapias baseadas em genes, em que a administração de genes específicos é utilizada para tratar perturbações genéticas ou doenças que não podem ser tratadas por métodos convencionais.

A dPCR pode ser utilizada para monitorizar a eficiência da entrega de genes às células-alvo e medir os níveis de expressão genética após a terapia. Isto permite uma avaliação mais exacta do sucesso da terapia e orienta os ajustamentos subsequentes da mesma. Com elevada precisão e sensibilidade, a dPCR permite uma análise molecular aprofundada, o que é importante para a conceção de terapias adequadas e para a monitorização da resposta ao tratamento. Com os novos desenvolvimentos desta tecnologia, espera-se que a aplicação da dPCR continue a expandir-se, trazendo maiores benefícios para a medicina personalizada e para os cuidados gerais dos doentes.

6.2 Desenvolvimento de dPCR portátil como um futuro minilaboratório

A tecnologia dPCR tem um amplo impacto positivo, especialmente no diagnóstico de doenças em contextos de cuidados de saúde, como laboratórios clínicos e ambientais. A direção futura da dPCR é promissora devido às suas vantagens multifacetadas. O desenvolvimento futuro da dPCR exige dispositivos dPCR portáteis que permitam a realização de testes no local e o diagnóstico rápido de várias doenças, infecções e perturbações genéticas em contextos clínicos, áreas remotas e ambientes com recursos limitados [104]. Ao medir com precisão os ácidos nucleicos alvo com elevada sensibilidade, a dPCR facilita a deteção precoce de agentes patogénicos, a monitorização da resposta ao tratamento e o rastreio de marcadores genéticos associados ao risco de doença, mesmo em condições limitadas.

Além disso, as aplicações da dPCR no diagnóstico no local de prestação de cuidados incluem testes de doenças infecciosas (por exemplo, VIH, hepatite, tuberculose, infecções sexualmente transmissíveis e gripe), rastreio pré-natal, oncologia (por exemplo, deteção de biomarcadores do cancro) e medicina personalizada (por exemplo, testes farmacogenómicos e terapia genética). As mini-plataformas dPCR integradas em cartuchos microfluídicos ou pastilhas descartáveis proporcionam uma interface simples e fácil de utilizar para o processamento de amostras, a amplificação e a análise de resultados, permitindo assim a realização de testes de diagnóstico rápidos e económicos fora do ambiente laboratorial tradicional [221]. Os laboratórios actuais devem poder dispor do máximo de espaço e capacidade possível, apesar dos recursos limitados. O advento da dPCR veio colmatar esta lacuna. O conceito de chip deslizante é ilustrado na **Figura 21**.

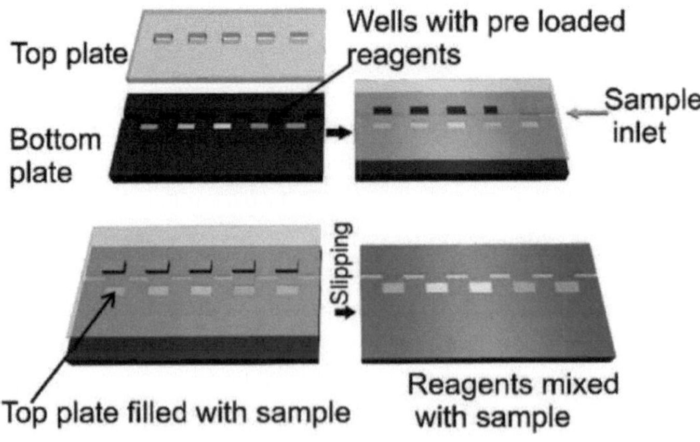

Figura 21. Conceito de um chip de deslizamento no desenvolvimento de um mini dPCR integrado.

Observações: Esta imagem é uma cortesia de Sreejith et al. [59].

Por outro lado, a utilização da dPCR expandiu-se para incluir a monitorização da saúde ambiental, a epidemiologia de doenças com base no ambiente e a aplicação de um conceito de saúde para a deteção de doenças dos animais para o ambiente e para os seres humanos ou outros. Atualmente, a dPCR é cada vez mais utilizada na monitorização ambiental, na vigilância e na avaliação da qualidade de amostras de ar, água, solo e alimentos. O desenvolvimento e a produção de instrumentos portáteis de dPCR facilitarão a deteção e a quantificação integradas e em tempo real de contaminantes ambientais, agentes patogénicos microbianos e marcadores genéticos indicativos de poluição, contaminação e saúde ecológica. **A Figura 22** apresenta um esquema de testes de biópsia líquida utilizando dPCR portátil integrado.

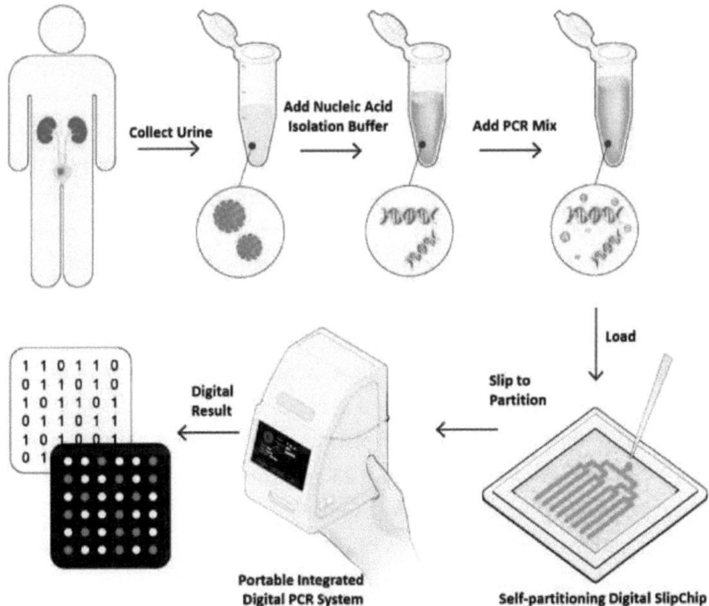

Figura 22. Esquema do teste de biópsia líquida utilizando dPCR portátil integrado [104].

As aplicações da dPCR na monitorização ambiental incluem testes de qualidade da água (por exemplo, deteção de bactérias, vírus e parasitas em fontes de água potável), monitorização da poluição atmosférica (por exemplo, quantificação de poluentes microbianos e agentes patogénicos transportados pelo ar), análise do solo (por exemplo, deteção de organismos geneticamente modificados e resíduos de pesticidas) e testes de segurança alimentar (por exemplo, identificação de agentes patogénicos, alergénios e adulterantes de origem alimentar). Ao fornecer resultados rápidos, sensíveis e exactos, a dPCR pode contribuir para a avaliação dos riscos ambientais, a conformidade regulamentar e as iniciativas de proteção da saúde pública.

Uma plataforma dPCR portátil concebida para aplicações no terreno permite a realização de testes no local e a monitorização em tempo real de amostras ambientais em locais remotos ou inacessíveis [195]. Este instrumento robusto funciona a pilhas, tem uma construção duradoura e um fluxo de trabalho simplificado, o que o torna adequado para trabalho no terreno, resposta a catástrofes e vigilância ambiental em condições difíceis. A plataforma dPCR implantável no terreno suporta uma vasta gama de aplicações de monitorização ambiental, incluindo a avaliação da biodiversidade, a monitorização do ecossistema, o rastreio da poluição e a vigilância e propagação de doenças. Ao fornecer informações oportunas e acionáveis, a plataforma permite que cientistas ambientais, conservacionistas e profissionais de saúde pública tomem decisões informadas, reduzam os riscos e protejam os ecossistemas e a saúde humana com base nos resultados actuais.

Além disso, a integração da dPCR centrar-se-á na futura deteção remota e na monitorização em rede em . Os sistemas de monitorização dPCR em rede permitem a deteção remota e a transmissão de dados em tempo real para a monitorização contínua de parâmetros ambientais e indicadores biológicos em grandes áreas geográficas. Esta plataforma em rede integra múltiplos instrumentos dPCR, nós sensores e tecnologias de comunicação de dados para criar uma rede de monitorização distribuída que capta as variações espaciais e temporais em condições ambientais específicas. A deteção remota e a monitorização em rede com dPCR apoiam aplicações como sistemas de alerta precoce de surtos de doenças, rastreio de espécies invasoras, monitorização de hotspots de biodiversidade e avaliação do impacto das alterações climáticas. **A Figura 23** apresenta um exemplo de investigação que combina técnicas dPCR de base geo-espacial.

Os resultados mostram que a tecnologia dPCR pode ser bem integrada em termos de deteção remota e da distribuição espacial de insectos aquáticos num determinado rio em Dongjiang,

China. Estes resultados fornecem novas perspectivas sobre a importância da monitorização do ADN ambiental para a identificação da sustentabilidade da biodiversidade e da proteção do ambiente.

fontes de doenças baseadas em dados [222].

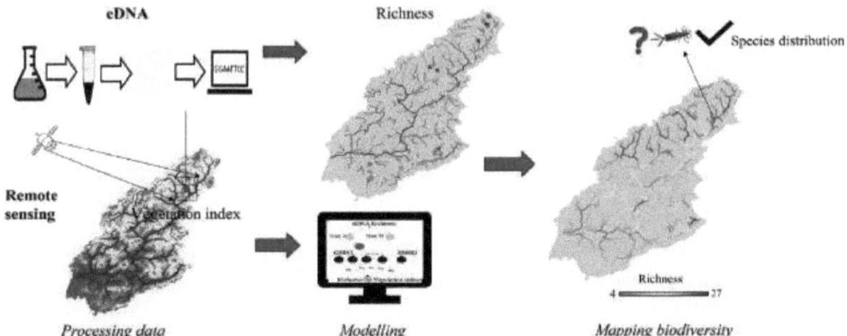

Figura 23. Aplicação da tecnologia dPCR para identificação de ADN ambiental e distribuição espacial de insectos aquáticos com base em SIG. **Observações**: Esta imagem é cortesia de Wu et al. [222]

Ao aproveitar o poder da análise de dados, da inteligência artificial e dos sistemas de informação geográfica (SIG), esta plataforma de monitorização integrada fornece informações úteis para a gestão ambiental, o planeamento da conservação, as iniciativas de desenvolvimento sustentável e a gestão precoce das fontes de doenças [37].

6.3 A direção da colaboração com várias disciplinas no desenvolvimento da dPCR

O desenvolvimento da dPCR deve envolver a colaboração entre múltiplos domínios e disciplinas que contribuam com conhecimentos e perspectivas únicos para fazer avançar as capacidades e as futuras aplicações da tecnologia dPCR. Ao promover a colaboração interdisciplinar, os investigadores podem aproveitar todo o potencial da tecnologia dPCR para enfrentar desafios científicos complexos, melhorar a saúde humana e proteger o ambiente em benefício de toda a sociedade. As direcções de desenvolvimento da dPCR na ciência multidisciplinar são as seguintes:

1. Biologia Molecular e Genética

A colaboração com biólogos moleculares e geneticistas é essencial para a conceção e otimização de ensaios dPCR que visam sequências específicas de ácidos nucleicos. Os biólogos moleculares têm experiência na conceção de primers e sondas, na otimização de reacções e na validação de ensaios, garantindo a fiabilidade e a precisão dos resultados da dPCR. Os geneticistas fornecem conhecimentos sobre seleção de alvos, variação genética e análise específica de alelos, permitindo a deteção e quantificação de mutações genéticas, variações do número de cópias e alelos raros com elevada sensibilidade e especificidade.

2. Investigação em Microbiologia e Doenças Infecciosas

A colaboração entre microbiologistas e investigadores de doenças infecciosas melhora a aplicação da dPCR na deteção microbiana, quantificação de agentes patogénicos e diagnóstico de doenças infecciosas. Os microbiologistas têm experiência na preparação de amostras, cultura microbiana e caraterização de agentes patogénicos, permitindo o desenvolvimento de ensaios dPCR para detetar agentes patogénicos bacterianos, virais e fúngicos em amostras clínicas, ambientais e alimentares. Os investigadores de doenças infecciosas contribuíram para a compreensão da epidemiologia das doenças, da dinâmica de transmissão e das interações entre hospedeiros, orientando a seleção de alvos moleculares e estratégias de ensaio para a deteção de agentes infecciosos com relevância clínica e importância para a saúde pública.

3. Oncologia e investigação do cancro

A colaboração com oncologistas, investigadores do cancro e patologistas moleculares expandiu a utilidade da dPCR para a deteção, monitorização e terapia personalizada do cancro. Os oncologistas forneceram informações clínicas sobre a biologia do tumor, a progressão da doença e as respostas ao tratamento, orientando o desenvolvimento de ensaios dPCR para detetar mutações específicas do cancro, monitorizar a doença residual mínima e prever os resultados do tratamento. Os investigadores na área do cancro têm experiência em genética de tumores, descoberta de biomarcadores e perfis moleculares, permitindo a identificação de mutações acionáveis, mecanismos de resistência a medicamentos e alvos terapêuticos para intervenções de oncologia de precisão.

4. Ciências do Ambiente e Ecologia

A colaboração entre cientistas ambientais e ecologistas fez avançar a aplicação da dPCR na monitorização ambiental, na avaliação da biodiversidade e na saúde dos ecossistemas. Os cientistas do ambiente forneceram conhecimentos especializados em matéria de recolha de amostras, técnicas de amostragem ambiental e monitorização da poluição, facilitando o desenvolvimento de ensaios dPCR para detetar contaminantes microbianos, agentes patogénicos ambientais e poluentes em amostras de ar, água, solo e alimentos. Os ecologistas contribuíram para a compreensão da dinâmica dos ecossistemas, das interações entre espécies e dos indicadores ecológicos, orientando a seleção de alvos moleculares e de abordagens de ensaio para avaliar a saúde ambiental, localizar espécies invasoras e monitorizar as alterações da biodiversidade ao longo do tempo.

5. Bioinformática e biologia computacional

A colaboração entre bioinformáticos e biólogos computacionais melhora a análise, interpretação e visualização dos dados dPCR. Os bioinformáticos desenvolveram algoritmos, ferramentas de software e pipelines analíticos para processar dados dPCR, normalizar sinais de fluorescência e quantificar moléculas-alvo com exatidão e precisão. Os biólogos computacionais aplicam métodos estatísticos, algoritmos de aprendizagem automática e técnicas de extração de dados para identificar padrões, correlações e assinaturas de biomarcadores a partir de conjuntos de dados de dPCR em grande escala, fornecendo informações sobre mecanismos de doenças, respostas a tratamentos e vias moleculares.

6. Engenharia Biomédica e Instrumentação

A colaboração entre engenheiros biomédicos e especialistas em instrumentação impulsiona inovações na tecnologia dPCR, no desenvolvimento de plataformas e na conceção de instrumentos. Os engenheiros biomédicos conceberam dispositivos microfluídicos, geradores de gotículas e câmaras de reação para plataformas dPCR para otimizar a eficiência da partição, a cinética da reação e o desempenho do ciclo térmico. Os especialistas em instrumentação desenvolveram sistemas de deteção de fluorescência, tecnologias de imagiologia e sistemas de aquisição de dados para instrumentos de dPCR, a fim de aumentar a sensibilidade, a gama dinâmica e a resolução dos dados. Os esforços de colaboração entre cientistas, engenheiros e fabricantes de instrumentos conduziram à criação de plataformas de dPCR da próxima geração com melhor desempenho, capacidade de utilização e escalabilidade para diversas aplicações clínicas e de investigação.

7. Medicina Clínica e Investigação Translacional

A colaboração com médicos, investigadores clínicos e cientistas de translação acelerou a tradução da tecnologia dPCR da bancada para a cabeceira. Os médicos fornecem acesso a amostras clínicas, coortes de doentes e conhecimentos sobre doenças, facilitando a validação de ensaios dPCR para aplicações de diagnóstico, prognóstico e terapêuticas em contextos clínicos. Os investigadores clínicos realizaram estudos de validação, avaliações de resultados e ensaios clínicos para avaliar o desempenho e a utilidade clínica dos ensaios dPCR em populações de doentes do mundo real, orientando a aprovação regulamentar e a adoção dos cuidados de saúde. Os cientistas de translação colmatam a lacuna entre a investigação fundamental e a prática clínica, facilitando a tradução das descobertas da dPCR em ensaios clínicos, biomarcadores e intervenções de medicina de precisão para melhorar os cuidados e os resultados dos doentes.

6.4 Aperfeiçoamento contínuo das metodologias e plataformas dPCR

O aperfeiçoamento das metodologias e plataformas dPCR é um processo contínuo impulsionado pelos avanços na tecnologia, instrumentação e técnicas experimentais. Através da utilização de novas tecnologias e de esforços de colaboração, os investigadores, os académicos e as partes interessadas relevantes podem fazer avançar a tecnologia dPCR e abrir caminho a novas descobertas em vários domínios científicos. São necessárias várias melhorias na atual tecnologia dPCR.

1. **A otimização do ensaio, a normalização do protocolo** e o aperfeiçoamento contínuo dos ensaios dPCR implicam a otimização das concepções dos iniciadores e das sondas, bem como das condições de reação,

e protocolos de amplificação para melhorar a sensibilidade, especificidade e robustez do ensaio. Os esforços de normalização visam estabelecer protocolos consensuais, critérios de controlo de qualidade e padrões de desempenho para ensaios dPCR em todas as plataformas e aplicações.

2. **Com sistemas de instrumentação e deteção melhorados,** as plataformas dPCR da próxima geração incorporam instrumentação avançada, sistemas de deteção e tecnologias de aquisição de dados para melhorar o desempenho do ensaio, o rendimento e a experiência do utilizador. As inovações na geração de gotículas, na deteção de fluorescência e nos sistemas microfluídicos melhoraram a eficiência da partição, as relações sinal-ruído e a precisão dos resultados nas experiências de dPCR.

3. **Multiplexagem e** paralelização e os avanços na multiplexagem e paralelização permitem a deteção e quantificação simultâneas de vários alvos numa única dPCR. Os ensaios Multiplex dPCR utilizam conjuntos de primers e sondas multiplexados, fluoróforos e canais de deteção para expandir a capacidade analítica e o rendimento das plataformas dPCR, permitindo uma análise abrangente de amostras biológicas e vias moleculares complexas.

4. **A integração com a sequenciação de nova geração (NGS)** e a integração da dPCR com as tecnologias de sequenciação de nova geração (NGS) facilitam uma análise genómica abrangente, a validação de variantes e a quantificação de alelos em amostras biológicas complexas. Os fluxos de trabalho combinados de dPCR e NGS permitem a sequenciação orientada, a deteção de mutações e a análise do número de cópias com maior sensibilidade, especificidade e rentabilidade, permitindo assim que os investigadores aproveitem os pontos fortes de ambas as tecnologias para diagnósticos moleculares avançados e aplicações de investigação.

5. **As capacidades de automatização e de elevado rendimento**, a automatização dos fluxos de trabalho dPCR, a plataforma de elevado rendimento simplificou o processamento de amostras, a preparação de reacções e a análise de resultados, aumentando a eficiência experimental e a escalabilidade. Os sistemas dPCR automatizados incorporam robótica, sistemas de manuseamento de líquidos e fluxos de trabalho orientados por software para minimizar o tempo de trabalho, reduzir a variabilidade experimental e aumentar o rendimento dos ensaios para estudos em grande escala e aplicações clínicas.

6. **Miniaturização e plataformas portáteis,** a miniaturização das plataformas dPCR e o desenvolvimento de instrumentos portáteis permitem a realização de testes descentralizados, diagnósticos no local de prestação de cuidados e aplicações no terreno. Os dispositivos dPCR compactos integrados com funcionamento a pilhas, construção robusta e fluxos de trabalho simplificados permitem que investigadores, clínicos e cientistas no terreno efectuem análises moleculares em ambientes remotos ou com recursos limitados, expandindo o acesso à tecnologia dPCR e acelerando os esforços de investigação translacional.

7. As ferramentas de análise de dados e bioinformática e os avanços nos algoritmos de análise de dados, ferramentas de bioinformática e recursos computacionais apoiam a interpretação, visualização e integração de dados dPCR com conjuntos de dados genómicos, clínicos e ambientais . Os pipelines de bioinformática para análise de dados dPCR oferecem soluções para normalização de dados, correção de erros, análise estatística e visualização, facilitando a obtenção de conhecimentos significativos e a geração de hipóteses a partir de conjuntos de dados moleculares em grande escala.

6.5 . Desafios e oportunidades no futuro da tecnologia dPCR

Os desafios e oportunidades no futuro da tecnologia dPCR incluem vários aspectos que influenciam o desenvolvimento e a aplicação desta tecnologia nos laboratórios actuais. Com uma compreensão aprofundada dos principais desafios enfrentados e das oportunidades de inovação disponíveis, os decisores políticos, os profissionais, os académicos e os clínicos podem determinar a direção futura do desenvolvimento da tecnologia dPCR. Os principais desafios no desenvolvimento da tecnologia dPCR são os seguintes

1. Custo e acessibilidade: Um dos principais desafios no desenvolvimento da tecnologia dPCR é o seu elevado custo e a falta de acessibilidade para laboratórios com orçamentos limitados. Embora a tecnologia dPCR ofereça vantagens em termos de sensibilidade e exatidão, o custo do seu hardware e consumíveis continua a ser um obstáculo para muitos laboratórios.

2. Complexidade da análise de dados, com a crescente complexidade dos dados gerados pela tecnologia dPCR, a análise de dados tornou-se um desafio significativo. Compreender e extrair informações úteis de conjuntos de dados grandes e complexos exige o desenvolvimento de algoritmos e software de análise de dados sofisticados.

3. A normalização e a reprodutibilidade, a normalização dos protocolos e dos métodos de análise são necessárias para garantir a reprodutibilidade dos resultados entre laboratórios e experiências. A obtenção de normas consistentes e reconhecidas internacionalmente continua a ser um dos principais objectivos do desenvolvimento da tecnologia dPCR.

4. Devido à sua compatibilidade com aplicações clínicas, a tecnologia dPCR tem um grande potencial para o diagnóstico de doenças, mas continuam a existir desafios na validação e adoção desta tecnologia na prática clínica. É necessária mais investigação para demonstrar a fiabilidade e a utilidade da tecnologia dPCR em vários contextos clínicos.

As oportunidades de inovação para melhorar ainda mais a dPCR incluem o seguinte.

1. O desenvolvimento de pequenos dispositivos portáteis levou ao desenvolvimento de dispositivos dPCR mais pequenos, compactos e portáteis. Isto abrirá a porta à utilização da dPCR no terreno ou em áreas com acesso limitado a instalações laboratoriais.

2. **O aumento da velocidade e da eficiência**, as inovações na tecnologia de amplificação e a deteção molecular podem melhorar significativamente a velocidade e a eficiência da análise dPCR. O desenvolvimento de reagentes, enzimas e fluoróforos mais eficientes e estáveis pode melhorar o desempenho global da dPCR.

3. **A integração com as tecnologias actuais** e as oportunidades de integrar a tecnologia dPCR com as tecnologias actuais, como a inteligência artificial (IA), a microfluídica ou sensores de deteção mais sensíveis, abrirão novas oportunidades na análise e nas aplicações da dPCR.

4. **O desenvolvimento de aplicações clínicas**, o enfoque no desenvolvimento de aplicações clínicas inovadoras e a validação da tecnologia dPCR para utilização no diagnóstico de doenças abrirão novas oportunidades para a aplicação desta tecnologia na medicina personalizada e na gestão de doenças.

Capítulo 7

Resumo, implicações e perspectivas actualizadas

7.1. Recapitulação da importância da dPCR na prática laboratorial atual

A dPCR surgiu como uma ferramenta poderosa na prática laboratorial, oferecendo uma quantificação precisa, sensível e fiável de ácidos nucleicos em diversos campos e aplicações de investigação. A sua importância reside na capacidade de fornecer quantificação absoluta sem depender de padrões, maior precisão e sensibilidade, melhor deteção de mutações raras e menor suscetibilidade a inibidores de PCR. A dPCR permite a análise quantitativa de ácidos nucleicos em vários tipos de amostras, incluindo biópsias líquidas, amostras clínicas e amostras ambientais. Facilita a deteção e monitorização de doenças infecciosas, doenças genéticas, cancro, níveis de expressão genética, modificações epigenéticas, cargas virais e quantificação de agentes patogénicos. Além disso, a dPCR permite a análise de variações do número de cópias e de alelos raros e facilita a integração com a sequenciação de nova geração para uma análise genómica abrangente. As suas capacidades de automatização e de elevado rendimento, juntamente com as tendências emergentes na conceção de instrumentos e no desenvolvimento de ensaios, contribuíram para a sua adoção generalizada e utilidade na investigação laboratorial.

7.2. Resumo das principais conclusões e informações actualizadas

Este livro destaca a versatilidade e a importância da tecnologia dPCR na prática laboratorial moderna. Esta descoberta sublinha os avanços nas metodologias, plataformas e aplicações da dPCR, bem como a sua integração com análises avançadas, inteligência artificial e campos multidisciplinares, tais como microbiologia, doenças infecciosas, oncologia, ciências ambientais e deteção remota. As principais conclusões incluem a precisão, a sensibilidade e as capacidades de quantificação absoluta melhoradas da dPCR e o seu papel na medicina personalizada, na monitorização ambiental e no diagnóstico no local de prestação de cuidados. As conclusões destes livros sublinham a importância da normalização, do controlo de qualidade e da colaboração na investigação de dPCR, bem como o potencial para futuros avanços na otimização de ensaios, análise de dados e tradução clínica.

7.3. Implicações para futuras direcções de investigação e aplicações clínicas

Este livro sublinha a necessidade de investigação e inovação contínuas na tecnologia dPCR para enfrentar os desafios actuais, expandir as suas capacidades de aplicação e concretizar todo o seu potencial na prática clínica. As futuras direcções de investigação podem incluir a) uma maior otimização dos ensaios, plataformas e fluxos de trabalho da dPCR para melhorar a sensibilidade, especificidade e escalabilidade; b) o desenvolvimento de protocolos normalizados, medidas de controlo de qualidade e materiais de referência para garantir a reprodutibilidade e fiabilidade dos resultados da dPCR; c) a exploração de novas aplicações e colaborações interdisciplinares em áreas como a vigilância de doenças infecciosas, monitorização ambiental e medicina de precisão; d) integração da dPCR com tecnologias emergentes, como a análise de uma única célula , a transcriptómica espacial e as técnicas de biópsia líquida para a definição de perfis moleculares abrangentes; e e) tradução de ensaios e tecnologias de dPCR na prática clínica através de estudos de validação, aprovações regulamentares e adoção pelos prestadores de cuidados de saúde. Em geral, este livro destaca o potencial transformador da dPCR na investigação laboratorial e nas aplicações clínicas, abrindo caminho para futuros avanços no diagnóstico molecular, na medicina personalizada e na monitorização ambiental. Ao enfrentar os desafios técnicos, promover a colaboração e abraçar as oportunidades emergentes, a dPCR está preparada para contribuir significativamente para a investigação biomédica, a prestação de cuidados de saúde e as iniciativas de saúde pública no futuro.

Referências

[1] Comité de Métodos Analíticos AMCTB N.º 79. dPCR - a reação em cadeia da polimerase digital. Analytical Methods 2017;9:4225-7. https://doi.org/10.1039/C7AY90093G.
[2] Quan P-L, Sauzade M, Brouzes E. dPCR: Uma revisão tecnológica. Sensores 2018;18:1271. https://doi.org/10.3390/s18041271.
[3] Tan LL, Loganathan N, Agarwalla S, Yang C, Yuan W, Zeng J, et al. Plataformas dPCR comerciais actuais: revisão da tecnologia e do mercado. Crit Rev Biotechnol 2023;43:433-64. https://doi.org/10.1080/07388551.2022.2037503.
[4] Zhang L, Parvin R, Fan Q, Ye F. Tecnologia emergente de PCR digital na medicina de precisão. Biosens Bioelectron 2022;211:114344. https://doi.org/10.1016/j.bios.2022.114344.
[5] Whale AS, Jones GM, Pavsic J, Dreo T, Redshaw N, Akyürek S, et al. Avaliação da PCR digital como um procedimento de medição de referência primária para apoiar os avanços na medicina de precisão. Clin Chem 2018;64:1296-307. https://doi.org/10.1373/clinchem.2017.285478.
[6] Wong YK, Tsang HF, Xue VW, Chan CM, Au TC, Cho WC, et al. Aplicações da PCR digital na medicina de precisão. Expert Rev Precis Med Drug Dev 2017;2:177-86. https://doi.org/10.1080/23808993.2017.1347482.
[7] Integrated DNA Technologies Inc. Digital PCR (dPCR). Support and Education 2024. https://www.eu.idtdna.com/pages/technology/qpcr-and-pcr/digital- pcr#references (acedido em 13 de março de 2024).
[8] Wang M, Li X. Digital PCR. Clinical Molecular Diagnostics, Singapura: Springer Singapore; 2021, p. 329-44. https://doi.org/10.1007/978-981-16-1037-0_24.
[9] Pohl G, Shih I-M. Princípio e aplicações da PCR digital. Expert Rev Mol Diagn 2004;4:41-7. https://doi.org/10.1586/14737159.4.1.41.
[10] Basu AS. Ensaios digitais Parte I: Estatísticas de partição e PCR digital. SLAS Technol 2017;22:369-86. https://doi.org/10.1177/2472630317705680.
[11] Morley AA. PCR digital: Uma breve história. Biomol Detect Quantif 2014;1:1-2. https://doi.org/10.1016/j.bdq.2014.06.001.
[12] Hou Y, Chen S, Zheng Y, Zheng X, Lin J-M. PCR digital baseado em gotículas (ddPCR) e suas aplicações. TrAC Trends in Analytical Chemistry 2023;158:116897. https://doi.org/10.1016/j.trac.2022.116897.
[13] Mullis KB. The polymerase chain reaction. vol. 41. Singapura: Springer science & business media; 1994.
[14] Sykes PJ, Neoh SH, Brisco MJ, Hughes E, Condon J, Morley AA. dPCR-reação em cadeia da polimerase digital (3). Biotechniques 1992;13:444-9.
[15] Karlin-Neumann G, Bizouarn F. Entering the Pantheon of 21st Century Molecular Biology Tools: Uma perspetiva sobre a PCR digital. Em: Karlin-Neumann G, Bizouarn F, editores. 1ª ed., Nova Iorque, NY: Humana Press; 2018, p. 3-10. https://doi.org/10.1007/978-1-4939-7778-9_1.
[16] Pettersson E, Lundeberg J, Ahmadian A. Generations of sequencing technologies (Gerações de tecnologias de sequenciação). Genomics 2009;93:105-11. https://doi.org/10.1016/j.ygeno.2008.10.003.
[17] Ahmadian A, Ehn M, Hober S. Pyrosequencing: História, bioquímica e futuro. Clinica Chimica Ata 2006;363:83-94. https://doi.org/10.1016/j.cccn.2005.04.038.
[18] Ruas AM, Huang Y. Microfluídica para medições biológicas com resolução de molécula única. Curr Opin Biotechnol 2014;25:69-77. https://doi.org/10.1016/j.copbio.2013.08.013.
[19] Alias AB, Huang H-Y, Yao D-J. Uma revisão sobre microfluídica: um auxílio à tecnologia

de reprodução assistida. Molecules 2021;26:4354. https://doi.org/10.3390/molecules26144354.
[20] Si H, Xu G, Jing F, Sun P, Zhao D, Wu D. Um dispositivo microfluídico de múltiplos volumes sem perda de reagente para aplicação de PCR digital de baixo custo. Sens Actuators B Chem 2020;318:128197. https://doi.org/10.1016/j.snb.2020.128197.
[21] Xu D, Zhang W, Li H, Li N, Lin J-M. Avanços na reação em cadeia da polimerase digital de gotículas em chips microfluídicos. Lab Chip 2023;23:1258-78. https://doi.org/10.1039/D2LC00814A.
[22] Prajapati B, Rathore D, Joshi C, Joshi M. Digital PCR: A Partitioning-Based Application for Detection and Surveillance of SARS-CoV-2 from Sewage Samples. Methods in Molecular Biology. 1ª ed., Países Baixos: Elsevier B.V.; 2023, p. 1-16. https://doi.org/10.1007/978-1-0716-3358-8_1.
[23] Bizouarn F. Clinical Applications Using Digital PCR. Methods in Molecular Biology. 1ª ed., Nova Iorque, NY: Humana Press.; 2014, p. 189-214. https://doi.org/10.1007/978-1-4939-0733-5_16.
[24] Hudecova I. Análise de PCR digital de ácidos nucleicos circulantes. Clin Biochem 2015;48:948-56. https://doi.org/10.1016/j.clinbiochem.2015.03.015.
[25] Chen Z, Halford NG, Liu C. PCR quantitativa em tempo real: Desenho de primers, seleção de genes de referência, cálculos e estatísticas. Metabolites 2023;13:806. https://doi.org/10.3390/metabo13070806.
[26] Yan Z, Zhang H, Wang X, Gañová M, Lednicky T, Zhu H, et al. Um algoritmo de imagem-para-resposta para processamento de imagens de PCR digital totalmente automatizado. Lab Chip 2022;22:1333- 43. https://doi.org/10.1039/D1LC01175H.
[27] de la Soldedad Lagunes-Castro M, López-Monteon A, Guzmán-Gómez D, Ramos-Ligonio A. Metabarcoding and Digital PCR (dPCR): Application in the Study of Neglected Tropical Diseases. New Advances in Neglected Tropical Diseases (Novos Avanços em Doenças Tropicais Negligenciadas). 1ª ed., Reino Unido: IntechOpen; 2023. https://doi.org/10.5772/intechopen.106272.
[28] McGuire MH, Herbrich SM, Dasari SK, Wu SY, Wang Y, Rupaimoole R, et al. A análise genómica do cancro do pâncreas associa a metilação do ADN 3'UTR a um aumento do número de genes
em células T. EBioMedicina 2019;43:127-37. https://doi.org/10.1016/j.ebiom.2019.04.045.
[29] Yang F, Tang J, Zhao Z, Zhao C, Xiang Y. DNA tumoral circulante: um biomarcador não invasivo para rastrear o câncer de ovário. Biologia Reprodutiva e Endocrinologia 2021;19:178. https://doi.org/10.1186/s12958-021-00860-8.
[30] Pomari E, Piubelli C, Perandin F, Bisoffi Z. PCR digital: uma nova tecnologia para o diagnóstico de infecções parasitárias. Clinical Microbiology and Infection 2019;25:1510-6. https://doi.org/10.1016/j.cmi.2019.06.009.
[31] Long S. Digital PCR: Métodos e aplicações em doenças infecciosas. Methods 2022;201:1-4. https://doi.org/10.1016/j.ymeth.2022.02.008.
[32] Li H, Bai R, Zhao Z, Tao L, Ma M, Ji Z, et al. Aplicação de PCR digital de gotículas para detetar os patógenos de doenças infecciosas. Biosci Rep 2018;38:BSR20181170. https://doi.org/10.1042/BSR20181170.
[33] Cardoso GC, Ganzella FA de O, Miniskiskosky G, da Cunha RS, Ramos EA de S. Digital methylation-specific PCR: Novas aplicações para biópsia líquida. Biomol Concepts 2024;15:0041. https://doi.org/10.1515/bmc-2022-0041.
[34] Giambò F, Leone GM, Gattuso G, Rizzo R, Cosentino A, Cinà D, et al. Alterações genéticas e epigenéticas induzidas pela exposição a pesticidas: análise integrada de expressão gênica, expressão de microRNA e conjuntos de dados de metilação de DNA. Int J

Environ Res Public Health 2021;18:8697. https://doi.org/10.3390/ijerph18168697.
[35] Gibney ER, Nolan CM. Epigenética e expressão genética. Heredity (Edinb) 2010;105:4-13. https:// .doi.org/10.1038/hdy.2010.54
[36] Tiwari A, Ahmed W, Oikarinen S, Sherchan SP, Heikinheimo A, Jiang G, et al. Aplicação da PCR digital para a monitorização da qualidade da água relacionada com a saúde pública. Science of The Total Environment 2022;837:155663. https://doi.org/10.1016/j.scitotenv.2022.155663.
[37] Parra L. Sensoriamento Remoto e SIG no Monitoramento Ambiental. Ciências Aplicadas 2022;12:8045. https://doi.org/10.3390/app12168045.
[38] Li Y, Tan G, Zhou Y. PCR digital e suas aplicações em testes pré-natais não invasivos. Brief Funct Genomics 2022;21:376-86. https://doi.org/10.1093/bfgp/elac024.
[39] Chen S, Yin X, Han J, Sun W, Yao H, Song J, et al. DNA barcoding in herbal medicine: Retrospetiva e prospetiva. J Pharm Anal 2023;13:431-41. https://doi.org/10.1016/j.jpha.2023.03.008.
[40] Fan W, Zhao L, Yu L, Zhou Y. PCR digital baseada em chip como método de quantificação direta de ADN residual em medicamentos de ARNm. J Pharm Biomed Anal 2024;238:115837. https://doi.org/10.1016/j.jpba.2023.115837.
[41] Baltrusis P, Höglund J. Digital PCR: solução moderna para o diagnóstico de parasitas e a genética de caraterísticas populacionais. Parasit Vectors 2023;16:143. https://doi.org/10.1186/s13071-023-05756-7.
[42] Nazir S. Valor diagnóstico médico da PCR digital (dPCR): Uma revisão sistemática. Biomedical Biomédica Avanços 2023;6:100092. https://doi.org/10.1016/j.bea.2023.100092.
[43] Perkins G, Lu H, Garlan F, Taly V. Droplet-Based Digital PCR. 1ª ed., Holanda: Elsevier B.V.; 2017, p. 43-91. https://doi.org/10.1016/bs.acc.2016.10.001.
[44] Zhu Q, Qiu L, Yu B, Xu Y, Gao Y, Pan T, et al. PCR digital num chip integrado de compartimentação auto-ferrante. Lab Chip 2014;14:1176-85. https://doi.org/10.1039/C3LC51327K.
[45] Peng K, Wu Z, Feng Z, Deng R, Ma X, Fan B, et al. Um sistema de PCR digital altamente integrado com aquecimento no chip para uma análise quantitativa exacta do ADN. Biosens Bioelectron 2024;253:116167. https://doi.org/10.1016/j.bios.2024.116167.
[46] Ding R, Liu L, Zhang J, Lv P, Zhou L, Zhang T, et al. Quantificação exacta de ADN utilizando PCR no local (osPCR) através da caraterização da amplificação de ADN com resolução de molécula única. Nucleic Acids Res 2023;51:e65-e65. https://doi.org/10.1093/nar/gkad388.
[47] Sidstedt M, Rädström P, Hedman J. Inibição da PCR em qPCR, dPCR e MPS- Mecanismos e soluções. Anal Bioanal Chem 2020;412:2009-23. https://doi.org/10.1007/s00216-020-02490-2.
[48] Hays A, Islam R, Matys K, Williams D. Melhores práticas em qPCR e dPCR em Regulamentado bioanalíticos Laboratórios Bioanalíticos. AAPS J 2022;24:36. https://doi.org/10.1208/s12248-022-00686-1.
[49] Sun Y, Nakamura T, Ohtsu Y, Kakehi M, Danno N, Shimizu H, et al. Desenvolvimento e validação de métodos qPCR para biomarcadores de ácido nucleico como ferramenta de desenvolvimento de medicamentos: pontos a considerar. Bioanalysis 2023;15:1069-81. https://doi.org/10.4155/bio-2023- 0071.
[50] Hall Sedlak R, Jerome KR. As potenciais vantagens da PCR digital para o diagnóstico de virologia clínica. Expert Rev Mol Diagn 2014;14:501-7. https://doi.org/10.1586/14737159.2014.910456.
[51] Mavridis K, Michaelidou K, Vontas J. Diagnóstico baseado em PCR digital de gotículas altamente sensível para a vigilância de populações de vetores da malária em ambientes de

baixa transmissão e resistência incipiente. Expert Rev Mol Diagn 2021;21:1105-14. https://doi.org/10.1080/14737159.2021.1963234.
[52] Lee C-J, Shin W, Song M, Shin S-S, Park Y, Srikulnath K, et al. Comparação de plataformas de PCR digital utilizando o marcador molecular. Genomics Inform 2023;21:e24. https://doi.org/10.5808/gi.23008.
[53] Wang K, Li B, Guo Y, Wu Y, Li Y, Wu W. Um sistema integrado de PCR digital com elevada universalidade e baixo custo para a deteção de ácidos nucleicos. Front Bioeng Biotechnol 2022;10:947895. https://doi.org/10.3389/fbioe.2022.947895.
[54] Zhang H, Yan Z, Wang X, Gaňová M, Korabecná M, Zahradník P, et al. Acelerador de desenvolvimento de sistemas de PCR digital - Uma metodologia para emular resultados de dPCR. Sens Actuators B Chem 2022;358:131527. https://doi.org/10.1016/j.snb.2022.131527.
[55] Min X, Li F, Zhang X, Guo F, Zhang F, Zhang Y. A escolha dos pares de primers e da polimerase PCR afectam a deteção de eDNA de peixe. Environ Sci Eur 2023;35:103. https://doi.org/10.1186/s12302-023-00812-6.
[56] Garcia JGN, Ma S-F. Reação em cadeia da polimerase: Um marco na história da tecnologia genética. Crit Care Med 2005;33:S429-32. https://doi.org/10.1097/01.CCM.0000186782.93865.00.
[57] Sanders R, Huggett JF, Bushell CA, Cowen S, Scott DJ, Foy CA. Avaliação da PCR digital para quantificação absoluta de ADN. Anal Chem 2011;83:6474-84. https://doi.org/10.1021/ac103230c.
[58] Mao X, Liu C, Tong H, Chen Y, Liu K. Princípios da PCR digital e suas aplicações nas actuais doenças obstétricas e ginecológicas. Am J Transl Res 2019;11:7209-22.
[59] Sreejith KR, Ooi CH, Jin J, Dao DV, Nguyen N-T. Tecnologia de reação em cadeia da polimerase digital - avanços recentes e perspectivas futuras. Lab Chip 2018;18:3717-32. https://doi.org/10.1039/C8LC00990B.
[60] Singh VK, Seed TM. Descoberta de medicamentos para a síndrome de radiação aguda usando plataformas de órgãos em chips. Expert Opin Drug Discov 2022;17:865-78. https://doi.org/10.1080/17460441.2022.2099833.
[61] Ahrberg CD, Lee JM, Chung BG. PCR digital baseado em matriz de micropoços para deteção do vírus da gripe. Biochip J 2019;13:269-76. https://doi.org/10.1007/s13206-019-3302-8.
[62] Ahrberg CD, Lee JM, Chung BG. PCR digital baseado em matriz de micropoços para deteção do vírus da gripe. Biochip J 2019;13:269-76. https://doi.org/10.1007/s13206-019-3302-8.
[63] Chan JF-W, Yip CC-Y, To KK-W, Tang TH-C, Wong SC-Y, Leung K-H, et al. Diagnóstico molecular melhorado de COVID-19 pelo novo ensaio de transcrição reversa-PCR em tempo real COVID-19-RdRp/Hel altamente sensível e específico validado in vitro e com amostras clínicas. J Clin Microbiol 2020;58. https://doi.org/10.1128/JCM.00310-20.
[64] Cao Y, Yu M, Dong G, Chen B, Zhang B. Digital PCR como uma ferramenta emergente para o monitoramento da biodegradação microbiana. Molecules 2020;25:706. https://doi.org/10.3390/molecules25030706.
[65] Madic J, Zocevic A, Senlis V, Fradet E, Andre B, Muller S, et al. PCR digital de cristal de três cores. Biomol Detect Quantif 2016;10:34-46. https://doi.org/10.1016/j.bdq.2016.10.002.
[66] Pedini P, Cherouat N, Basire A, Simon S, Budon L, Pourtein M, et al. Avaliação de sequenciamento de próxima geração e PCR digital de cristal para monitoramento de quimerismo de transplante de células-tronco hematopoiéticas pós-alogênicas. Transplant Cell Ther 2021;27:89.e1-89.e10. https://doi.org/10.1016/j.bbmt.2020.09.023.

[67] Jovelet C, Madic J, Remon J, Honoré A, Girard R, Rouleau E, et al. Crystal digital droplet PCR para deteção e quantificação de mutações circulantes de sensibilização e resistência EGFR em cancro do pulmão avançado de células não pequenas. PLoS One 2017;12:e0183319. https://doi.org/10.1371/journal.pone.0183319.
[68] Ma C, Sun Y, Huang Y, Gao Z, Huang Y, Pandey I, et al. Ácido nucleico no chip Purificação seguida de ddPCR para deteção de SARS-CoV-2. Biosensors (Basileia) 2023;13:517. https://doi.org/10.3390/bios13050517.
[69] Wang Y, Southard KM, Zeng Y. PCR digital usando chips de matriz absorvente superporosa micropadronizada. Analyst 2016;141:3821-31. https://doi.org/10.1039/C6AN00164E.
[70] Zhang X, Wang S, Wang J, Sun X, Xue J, Wang Z, et al. Uma plataforma ddPCR baseada num chip microfluídico com uma estrutura de focalização de fluxo de dupla função para análise de quantificação de ADN de amostra para resultado. Lab Chip 2024;24:738-50. https://doi.org/10.1039/D3LC01078C.
[71] Li Y, Zhang S, Li J, Chen M, He M, Wang Y, et al. Aplicação de PCR digital e sequenciamento de próxima geração na investigação etiológica de um surto de doença de origem alimentar causado por Vibrio parahaemolyticus. Food Microbiol 2019;84:103233. https://doi.org/10.1016/j.fm.2019.05.017.
[72] Liu H, Lestari S dwita. Aplicação de PCR digital (dPCR) na deteção de Covid-19 em alimentos. E3S Web of Conferences 2021;271:02022. https://doi.org/10.1051/e3sconf/202127102022.
[73] Hosokawa K, Ohmori H. PCR digital utilizando um chip microfluídico PDMS simples e equipamento de laboratório padrão. Analytical Sciences 2023;39:2067-74. https://doi.org/10.1007/s44211-023-00425-2.
[74] Xu G, Si H, Jing F, Sun P, Wu D. Um chip microfluídico de auto-preparação com câmaras de almofada para PCR digital fácil. Biosensors (Basileia) 2021;11:158. https://doi.org/10.3390/bios11050158.
[75] Wang J, Kreutz JE, Chiu DT. Digital Quantification of Human Viral RNA and DNA Using a Self-Digitization Chip. Métodos em Biologia Molecular. 1ª ed., Nova Iorque, NY: Humana Press; 2022, p. 279-95. https://doi.org/10.1007/978-1-0716-1803-5_15.
[76] Gao Z, Jin L, Jia C, Wang X, Zhao J, Feng S, et al. Um chip de PCR digital de gotículas com remoção passiva de bolhas para quantificação absoluta de ácido nucleico. Sens Actuators B Chem 2023;392:134109. https://doi.org/10.1016/j.snb.2023.134109.
[77] Gao X, Li J, Li C, Zhang Z, Zhang W, Yao J, et al. Chip de matriz de orifícios de PCR digital de alta taxa de enchimento com canais de fluxo duplos independentes em forma de S. Biomicrofluidics 2020;14:034109. https://doi.org/10.1063/5.0006374.
[78] Leatham B, McNall K, Subramanian HKK, Jacky L, Alvarado J, Yurk D, et al. Um ensaio rápido de PCR digital multiplex para detetar variantes e fusões de genes no cancro do pulmão de células não pequenas. Mol Oncol 2023;17:2221-34. https://doi.org/10.1002/1878-0261.13523.
[79] Lin H-T, Okumura T, Yatsuda Y, Ito S, Nakauchi H, Otsu M. Aplicação de Droplet Digital PCR para estimar os estados do número de cópias do vetor na terapia genética de células estaminais. Hum Gene Ther Methods 2016;27:197-208. https://doi.org/10.1089/hgtb.2016.059.
[80] Sun Y, Ding C, Chen Q, Xie J, Yu J, Shi Y, et al. Ensaio de PCR digital para a deteção eficaz de pacientes com COVID-19 com baixa carga viral de SARS-CoV-2. J Virol Methods 2021;295:114185. https://doi.org/10.1016/j.jviromet.2021.114185.
[81] Morlan J, Baker J, Sinicropi D. Mutation Detection by Real-Time PCR: Um método simples, robusto e altamente seletivo. PLoS One 2009;4:e4584. https://doi.org/10.1371/journal.pone.0004584.

[82] Tong Y, Shen S, Jiang H, Chen Z. Aplicação da PCR digital na deteção de mutações genéticas associadas a doenças humanas. Fisiologia Celular e Bioquímica 2017;43:1718-30. https://doi.org/10.1159/000484035.
[83] Mentes A, Papp K, Visontai D, Stéger J, Csabai I, Papp K, et al. Identificação de mutações nas regiões de primers de PCR do SARS-CoV-2. Sci Rep 2022;12:18651. https://doi.org/10.1038/s41598-022-21953-3.
[84] Coccaro N, Tota G, Anelli L, Zagaria A, Specchia G, Albano F. Digital PCR: Uma ferramenta confiável para analisar e monitorar malignidades hematológicas. Int J Mol Sci 2020;21:3141. https://doi.org/10.3390/ijms21093141.
[85] Tan Y-L, Wang T, He J, Jiang J-H. Amplificação isotérmica mediada por loop baseada em microfluídica de gotículas (dLAMP) para quantificação simultânea de vários alvos. STAR Protoc 2022;3:101335. https://doi.org/10.1016/j.xpro.2022.101335.
[86] Kathrada AI, Wei S-C, Xu Y, Cheow, LF, Chen C-H. Compartimentação microfluídica para identificar biomarcadores genéticos de infeção. Biomicrofluidics 2020;14:0032849. https://doi.org/10.1063/5.0032849.
[87] Huggett JF, Cowen S, Foy CA. Considerações sobre a PCR digital como uma ferramenta de diagnóstico molecular precisa. Clin Chem 2015;61:79-88. https://doi.org/10.1373/clinchem.2014.221366.
[88] Vasudevan HN, Xu P, Servellita V, Miller S, Liu L, Gopez A, et al. A PCR digital de gotículas quantifica com precisão a carga viral SARS-CoV-2 do lisado bruto sem purificação de ácido nucleico. Sci Rep 2021;11:780. https://doi.org/10.1038/s41598-020-80715-1.
[89] Dong L, Meng Y, Sui Z, Wang J, Wu L, Fu B. Comparação de quatro plataformas de PCR digital para a quantificação exacta do número de cópias de ADN de um material de referência de ADN plasmídico certificado. Sci Rep 2015;5:13174. https://doi.org/10.1038/srep13174.
[90] Galimberti S, Balducci S, Guerrini F, Del Re M, Cacciola R. Digital Droplet PCR in Hematologic Malignancies: Uma nova ferramenta molecular útil. Diagnostics 2022;12:1305. https://doi.org/10.3390/diagnostics12061305.
[91] Choi JW, Seo WH, Lee YS, Kim SY, Kim BS, Lee KG, et al. Desenvolvimento de um sistema de PCR digital multiplexado integrado à IoT para deteção quantitativa de doenças infecciosas. Lab Chip 2022;22:3933-41. https://doi.org/10.1039/D2LC00726F.
[92] Itai Y, Rappoport N, Shamir R. Integração da expressão genética e dos dados de metilação do ADN em diferentes experiências. Nucleic Acids Res 2023;51:7762-76. https://doi.org/10.1093/nar/gkad566.
[93] Tan C, Fan D, Wang N, Wang F, Wang B, Zhu L, et al. Aplicações de PCR digital na pandemia de COVID-19. VIEW 2021;2:20200082. https://doi.org/10.1002/VIW.20200082.
[94] Fang W, Liu X, Maiga M, Cao W, Mu Y, Yan Q, et al. Digital PCR for Single-Cell Analysis. Biosensors (Basel) 2024;14:64. https://doi.org/10.3390/bios14020064.
[95] Cao WW, He DS, Chen ZJ, Zuo YZ, Chen X, Chang YL, et al. Desenvolvimento de uma PCR digital de gotículas para deteção e quantificação do vírus da diarreia epidémica porcina. Journal of Veterinary Diagnostic Investigation 2020;32:572-6. https://doi.org/10.1177/1040638720924753.
[96] Ip BBK, Wong ATC, Law JHY, Au CH, Ma SY, Chim JCS, et al. Aplicação de PCR digital de gotículas na monitorização de doenças residuais mínimas de transcrições e mutações de fusão raras em doenças malignas hematológicas. Sci Rep 2024;14:6400. https://doi.org/10.1038/s41598-024-57016-y.
[97] Park S, Rana A, Sung W, Munir M. Competitividade das tecnologias de reação em cadeia da polimerase quantitativa (qPCR) e reação em cadeia da polimerase digital de gotículas (ddPCR), com foco particular na deteção de genes de resistência a antibióticos

(ARGs). Appl Microbiol 2021;1:426-44.
https://doi.org/10.3390/applmicrobiol1030028.
[98] Nyaruaba R, Mwaliko C, Dobnik D, Neuzil P, Amoth P, Mwau M, et al. Aplicações de PCR digital na era SARS-CoV-2/COVID-19: um roteiro para futuros surtos. Clin Microbiol Rev 2022;35:e00168-21. https://doi.org/10.1128/cmr.00168-21.
[99] Devonshire AS, O'Sullivan DM, Honeyborne I, Jones G, Karczmarczyk M, Pavsic J, et al. A utilização de PCR digital para melhorar a aplicação de métodos de diagnóstico molecular quantitativo para a tuberculose. BMC Infect Dis 2016;16:366. https://doi.org/10.1186/s12879-016- .1696-7
[100] Chen X, Song Q, Zhang B, Gao Y, Lou K, Liu Y, et al. Um sistema de PCR digital rápido com um termociclador pressurizado. Micromachines (Basileia) 2021;12:1562. https://doi.org/10.3390/mi12121562 .
[101] Zhang W, Cui L, Wang Y, Xie Z, Wei Y, Zhu S, et al. Um dispositivo integrado ddPCR Lab-on-a- Disc para o rastreio rápido de doenças infecciosas. Biosensors (Basel) 2023;14:2. https://doi.org/10.3390/bios14010002 .
[102] Netzer R, Ribicic D, Aas M, Cavé L, Dhawan T. Quantificação absoluta de bactérias prioritárias em aquacultura utilizando PCR digital. J Microbiol Methods 2021;183:106171. https://doi.org/10.1016/j.mimet.2021.106171.
[103] Bruno SM, Blaconà G, Lo Cicero S, Castelli G, Virgulti M, Testino G, et al. Avaliação quantitativa da expressão do gene CFTR: A Comparison between Relative Quantification by Real-Time PCR and Absolute Quantification by Droplet Digital PCR [Uma comparação entre a quantificação relativa por PCR em tempo real e a quantificação absoluta por PCR digital de gotículas]. Genes (Basel) 2023;14:1781. https://doi.org/10.3390/genes14091781.
[104] Xu L, Qu H, Alonso DG, Yu Z, Yu Y, Shi Y, et al. Sistema de PCR digital integrado portátil para a quantificação no local de atendimento do vírus BK a partir de amostras de urina. Biosens Bioelectron 2021;175:112908. https://doi.org/10.1016/j.bios.2020.112908.
[105] Song X, Gong J, Zhang X, Feng X, Huang H, Gao M, et al. Rastreio precoce baseado no plasma e monitorização de mutações EGFR em pacientes com NSCLC por um ensaio de PCR digital de 3 cores. Br J Cancer 2020;123:1437-44. https://doi.org/10.1038/s41416-020-.1024-2
[106] Cheon H, Hur JK, Hwang W, Yang H-J, Son J-H. Modificação epigenética da expressão genética em células cancerígenas por desmetilação de terahertz. Sci Rep 2023;13:4930. https://doi.org/10.1038/s41598-023-31828-w .
[107] Maestre-Carballa L, Navarro-López V, Martinez-Garcia M. Monitorização à escala da cidade de genes de resistência a antibióticos por PCR digital e metagenómica. Environ Microbiome 2024;19:16. https://doi.org/10.1186/s40793-024-00557-6 .
[108] Dewantoro A, Anggundari WC, Prasetya B, Yopi. Revisão do potencial da PCR digital para a vigilância de doenças emergentes de águas residuais. IOP Conf Ser Earth Environ Sci 2021;926:012065. https://doi.org/10.1088/1755-1315/926/1/012065 .
[109] Soto-martínez ME. O impacto do ambiente no resultado respiratório. Pediatr Pulmonol 2017;52:S32-93. https://doi.org/10.1002/ppul.23729 .
[110] Gendron P, Lemieux S, Major F. Quantitative analysis of nucleic acid threedimensional structures (Análise quantitativa das estruturas tridimensionais dos ácidos nucleicos). J Mol Biol 2001;308:919-36.
https://doi.org/10.1006/jmbi.2001.4626.
[111] Karakas N, ^üncüoglu S, Uludag D, Karaoglan BS, Shah K, Öztürk G. Terapia para a COVID-19 baseada em células estaminais mesenquimais: Perspectivas de Bioengenharia. Cells 2022;11:465. https://doi.org/10.3390/cells11030465 .
[112] Panpradist N, Wang Q, Ruth PS, Kotnik JH, Oreskovic AK, Miller A, et al. Testes

Covid-19 mais simples e mais rápidos: Estratégias para agilizar os ensaios moleculares SARS-CoV-2. EBioMedicine 2021;64:103236. https://doi.org/10.1016/j.ebiom.2021.103236 .
[113] Merino I, de la Fuente A, Domínguez-Gil M, Eiros JM, Tedim AP, Bermejo-Martín JF. Aplicações de PCR digital para o diagnóstico e tratamento de infecções em medicina intensiva. Crit Care 2022;26:63. https://doi.org/10.1186/s13054-022-03948-8 .
[114] Tsokana CN, Symeonidou I, Sioutas G, Gelasakis AI, Papadopoulos E. Current Applications of Digital PCR in Veterinary Parasitology: An Overview. Parasitologia 2023;3:269-83. https://doi.org/10.3390/parasitologia3030028 .
[115] Bazyka D, Gudzenko N, Dyagil I, Ilienko I, Belyi D, Chumak V, et al. Cancros após Chornobyl: From Epidemiology to Molecular Quantification (Da epidemiologia à quantificação molecular). Cancers (Basel) 2019;11:1291. https://doi.org/10.3390/cancers11091291 .
[116] Rice LM, Robb LL, Hartman DA, Anderson JR, Kading RC. Aplicação da plataforma Droplet Digital Polymerase Chain Reaction (ddPCR) para deteção e quantificação do DNA do hospedeiro vertebrado em mosquitos ingurgitados. J Med Entomol 2019;56:1150-3. https://doi.org/10.1093/jme/tjz016.
[117] Whale AS, Huggett JF, Tzonev S. Fundamentos da multiplexagem com PCR digital. Biomol Detect Quantif 2016;10:15-23. https://doi.org/10.1016/j.bdq.2016.05.002.
[118] Korotkaja K, Zajakina A. Recombinant Virus Quantification Using Single-Cell Droplet Digital PCR: Um método para a quantificação de títulos infecciosos. Viruses 2023;15:1060. https://doi.org/10.3390/v15051060.
[119] Putra HA, Mustika A, Adnyana IMDM. Tendências e pontos críticos de investigação da resistência ao Knockdown no género Aedes na Indonésia: A Bibliometric Surveillance from the Scopus Database. Journal of Chemical Health Risks 2024;14:430-43. https://doi.org/10.52783/jchr.v14.i01.2306.
[120] Adnyana IMDM. O imperativo de uma abordagem abrangente de Uma Saúde para o controlo das doenças transmitidas por mosquitos na Indonésia. transmitidas por mosquitos na Indonésia. Qeios 2024:6JT36Y. https://doi.org/10.32388/6JT36Y.
[121] Klafack S, Fiston-Lavier A-S, Bergmann S, Hammoumi S, Schröder L, Fuchs W, et al. O herpesvírus ciprinídeo 3 evolui in vitro através de um conjunto de haplótipos que, alternativamente, se tornam dominantes ou sub-representados. Vírus 2019;11:754. https://doi.org/10.3390/v11080754.
[122] Esman A, Cherkashina A, Mironov K, Dubodelov D, Salamaikina S, Golubeva A, et al. Monitorização de variantes SARS-CoV-2 utilizando PCR em tempo real. Diagnostics 2022;12:2388. https://doi.org/10.3390/diagnostics12102388.
[123] Van Poelvoorde LAE, Picalausa C, Gobbo A, Verhaegen B, Lesenfants M, Herman P, et al. Desenvolvimento de uma PCR Digital Droplet para Monitorizar a Variante BA.2 Omicron do SARS-CoV-2 em Amostras de Águas Residuais. Microorganisms 2023;11:729. https://doi.org/10.3390/microorganisms11030729.
[124] Zhou X, Cain CE, Myrthil M, Lewellen N, Michelini K, Davenport ER, et al. As modificações epigenéticas estão associadas à variação da expressão genética interespécies em primatas. Genome Biol 2014;15:547. https://doi.org/10.1186/s13059-014-0547-3.
[125] Lee YS, Choi JW, Kang T, Chung BG. PCR digital de gotículas assistida por aprendizado profundo para deteção quantitativa de coronavírus humano. Biochip J 2023;17:112-9. https://doi.org/10.1007/s13206-023-00095-2.
[126] Zhu H, Zhang H, Xu Y, Lassáková S, Korabecná M, Neuzil P. PCR passado, presente e futuro. Biotechniques 2020;69:317-25. https://doi.org/10.2144/btn-2020-0057.
[127] Hays A, Wissel M, Colletti K, Soon R, Azadeh M, Smith J, et al. Recomendações para o desenvolvimento de métodos e validação de ensaios qPCR e dPCR em apoio ao desenvolvimento de medicamentos para terapia celular e genética. AAPS J 2024;26:24.

https://doi.org/10.1208/s12248-023-00880-9.
[128] Assogba BS, Alout H, Koffi A, Penetier C, Djogbénou LS, Makoundou P, et al. Deleção adaptativa em duplicações de genes de resistência no vetor da malária Anopheles gambiae. Evol Appi 2018;11:1245-56. https://doi.org/10.1111/eva.12619.
[129] Adam H, Gopinath SCB, Md Arshad MK, Adam T, Parmin NA, Husein I, et al. Uma atualização da patogénese e do cenário clínico da doença de Parkinson: diagnóstico e tratamento. 3 Biotech 2023;13:142. https://doi.org/10.1007/s13205-023-03553-8 .
[130] Sathyanarayana SH, Wainman LM. Abordagens laboratoriais em patologia molecular: a reação em cadeia da polimerase. Diagnostic Molecular Pathology. 1ª ed., Países Baixos: Elsevier B.V; 2024, p. 13-25. https://doi.org/10.1016/B978-0-12- 822824-1.00041-9 .
[131] Vynck M, Trypsteen W, Thas O, Vandekerckhove L, De Spiegelaere W. O Futuro da Reação em Cadeia da Polimerase Digital em Virologia. Mol Diagn Ther 2016;20:437-47. https://doi.org/10.1007/s40291-016-0224-1 .
[132] Wu J, Tang B, Qiu Y, Tan R, Liu J, Xia J, et al. Validação clínica de uma PCR digital de gotículas multiplex para diagnosticar suspeitas de infecções da corrente sanguínea na prática da UTI: uma ferramenta de diagnóstico promissora. Crit Care 2022;26:243. https://doi.org/10.1186/s13054- 022-04116-8 .
[133] Adnyana IMDM, Surya A. Strategy to control and eradicate dengue hemorrhagic fever vectors in Bali (Estratégia para controlar e erradicar os vectores da febre hemorrágica do dengue em Bali). Int J Publ Health Sci 2023;12:196-202. https://doi.org/10.11591/ijphs.v12i1.22201 .
[134] Adnyana IMDM, Utomo B. Desafios da eliminação da dengue em Bali: A one health perspective. National Journal of Community Medicin 2023;14:544-6. https://doi.org/10.55489/njcm.140820233034.
[135] Adnyana IMDM. Chikungunya. In: Akbar H, editor. Penyakit Berbasis Lingkungan. 1ª ed., Bandung: CV. Media Sains Indonesia; 2023, p. 127-45.
[136] Adnyana IMDM, Sudaryati NLG, Sitepu I. Toxicidade do incenso Legiayu como inseticida e larvicida contra a mortalidade dos mosquitos Aedes aegypti. Indonesian Journal of Pharmacy 2021;32:524-521. https://doi.org/10.22146/ijp.1814 .
[137] Adnyana IMDM, Sumarya IM, Sudaryati NLG. Eficácia e toxicidade da cinza de incenso Parasayu como larvicida para a erradicação das larvas do mosquito Aedes aegypti (Diptera: Culicidae). Journal of Research in Pharmacy 2022;26:1805-13. https://doi.org/10.29228/jrp.271 .
[138] Adnyana IMDM, Sudiartawan IP, Sudaryati NLG. Toxicidade do fumo do incenso Tangiayu como inseticida contra a mortalidade do mosquito Aedes aegypti. Media Ilmu Kesehatan 2022;10:280-9. https://doi.org/10.30989/mik.v10i3.637 .
[139] Blay E, Hardyman E, Morovic W. Análise baseada em PCR de terapias genéticas utilizando vectores de vírus adeno- associados: Considerações sobre o desenvolvimento do método cGMP. Mol Ther Methods Clin Dev 2023;31:101132. https://doi.org/10.1016/j.omtm.2023.101132 .
[140] Chai X, Liu S, Liu C, Bai J, Meng J, Tian H, et al. Vigilância do SARS-CoV-2 em águas residuais por PCR quantitativa e PCR digital: um estudo de caso na cidade de Shijiazhuang, província de Hebei, China. Emerg Microbes Infect 2024;13:2324502. https://doi.org/10.1080/22221751.2024.2324502.
[141] Sun Y, Huang Y, Qi T, Jin Q, Jia C, Zhao J, et al. Chip de PCR digital de matriz de microcâmara úmida para vírus SARS-CoV-2 e deteção quantitativa de câncer de pulmão em estágio ultra-precoce. ACS Omega 2022;7:1819-26. https://doi.org/10.1021/acsomega.1c05082.
[142] Adnyana IMDM. Varíola dos macacos e doenças da pele genital: Novos desafios de

uma perspetiva dermatológica. Jornal da Associação Paquistanesa de Dermatologistas 2023;33:811-2. https://www.jpad.com.pk/index.php/jpad/article/view/2421
[143] Adnyana IMDM, Utomo B, Eljatin DS, Sudaryati NLG. Abordagem "Uma Só Saúde" e doenças zoonóticas na Indonésia: Urgência de implementação e desafios. Narra J 2023;3:e257. https://doi.org/10.52225/narra.v3i3.257.
[144] Wang Z, Li F, Wu F, Guo F, Gao W, Zhang Y, et al. O ADN ambiental e os conjuntos de dados de deteção remota revelam a distribuição espacial de insectos aquáticos num sistema fluvial subtropical perturbado. J Environ Manage 2024;351:119972. https://doi.org/10.1016/j.jenvman.2023.119972.
[145] Adiwinoto RP, Bimantara RF, Arundani P, Biutifasari V, Adnyana IMDM. Correlação do estado de desnutrição com incidentes de malária em crianças com menos de 5 anos de idade. Jornal CoMPHI: Community Medicine and Public Health of Indonesia Journal 2024;4:281- 98. http://comphi.sinergis.org/comphi/article/view/202
[146] Salipante SJ, Jerome KR. PCR digital - uma tecnologia emergente com amplas aplicações em microbiologia. Clin Chem 2020;66:117-23. https://doi.org/10.1373/clinchem.2019.304048.
[147] Buchan BW, Ledeboer NA. Tecnologias emergentes para o laboratório de microbiologia clínica . Clin Microbiol Rev 2014;27:783-822. https://doi.org/10.1128/CMR.00003-14.
[148] Kim WJ, Yang S, Choi G, Park I, Noh P, Seo C, et al. Desenvolvimento de ensaios convencionais de PCR e PCR em tempo real para discriminar as origens do óleo de pimenta chinesa e materiais à base de plantas de Zanthoxylum. J Sci Food Agric 2019;99:2021-9. https://doi.org/10.1002/jsfa.9458.
[149] Adnyana IMDM. Avaliação de Sistemas de Vigilância. In: Akbar H, editor. Surveilans Kesehatan Masyarakat. 1ª ed., Bandung: CV. Media Sains Indonesia; 2023, p. 63-93.
[150] Sutriyawan A, Jayanti KD, Handayani D, Arfan I, Adnyana IMDM, Muna KUN El, et al. Surveilans Kesehatan Masyarakat. 1.ª ed. Bandung: CV. Media Sains Indonesia; 2023.
[151] Adiwinoto RP, Putri IAGLDS, Wendra S, Liliawanti, Herdiyantini M, Putra ON, et al. Cognitive Resilience Amongst the Elderly in Socah Village's Fishing and Non-Fishing Communities (Resiliência Cognitiva entre os Idosos das Comunidades de Pescadores e Não-Pescadores da Aldeia de Socah). Indonesian Journal of Global Health Research 2024;6:1303-12. https://doi.org/10.37287/ijghr.v6i3.3122.
[152] Tika FE, Muhammad I, Eljatin DS, Adnyana IMDM. Osteomielite crónica da articulação do tornozelo: Um relato de caso e insights atualizados. Indonesian Journal of Global Health Research 2019;2:583-98. https://doi.org/10.37287/ijghr.v6i2.2902.
[153] Sudiartawan IP, Adnyana IMDM. Eficácia dos pés de molho de hidroterapia na redução da pressão arterial de quem sofre de hipertensão na aldeia de Dauhwaru, Jembrana. Science Midwifery 2022;10:2954-62. https://doi.org/10.35335/midwifery.v10i4.715.
[154] Strianese O, Rizzo F, Ciccarelli M, Galasso G, D'Agostino Y, Salvati A, et al. Precisão e medicina personalizada: How Genomic Approach Improves the Management of Cardiovascular and Neurodegenerative Disease (Como a abordagem genómica melhora a gestão das doenças cardiovasculares e neurodegenerativas). Genes (Basileia) 2020;11:747. https://doi.org/10.3390/genes11070747.
[155] Vrahatis AG, Skolariki K, Krokidis MG, Lazaros K, Exarchos TP, Vlamos P. Revolucionando a deteção precoce da doença de Alzheimer através de biomarcadores não invasivos: O papel da inteligência artificial e do aprendizado profundo. Sensors 2023;23:4184. https://doi.org/10.3390/s23094184.
[156] Philibert R, Dogan M, Noel A, Miller S, Krukow B, Papworth E, et al. Avaliações epigenéticas do consumo de álcool em todo o genoma e da reação em cadeia da

polimerase digital. Jornal Americano de Genética Médica Parte B: Genética Neuropsiquiátrica 2018; 177: 479-88. https://doi.org/10.1002/ajmg.b.32636.
[157] Karaman EF, Zeybel M, Ozden S. Avaliação das alterações epigenéticas e dos níveis de expressão genética das células HepG2 expostas à zearalenona e ao α-zearalenol. Toxicol Lett 2020;326:52-60. https://doi.org/10.1016/j.toxlet.2020.02.015.
[158] Rodgers BD, Herring SK, Carias DR, Chen J, Rocha AG. Desenvolvimento e validação de um ensaio de biodistribuição de terapia genética modelo para AVGN7 utilizando a reação em cadeia da polimerase de gotículas digitais. Mol Ther Methods Clin Dev 2023;29:494-503. https://doi.org/10.1016/j.omtm.2023.05.007.
[159] Usman M, Sanaullah M, Ullah A, Li S, Farooq M. Nitrogen Pollution Originating from Wastewater and Agriculture: Avanços no tratamento e gestão. Rev Environ Contam Toxicol 2022;260. https://doi.org/10.1007/S44169-022-00010-0.
[160] Nugraha AW, Suparno O, Indrasti NS, Hoerudin. Delimitação de amoníaco livre: Efeito da adição de ácido tartárico como agente de delimitação na qualidade do azul húmido e das águas residuais. Tropical Animal Tropical Animal Tropical Animal Science 2020;43:176-82.
https://doi.org/10.5398/TASJ.2020.43.2.176.
[161] Arslan M, Xu B, Gamal El-Din M. Transmissão do SARS-CoV-2 por via fecal-oral e por aerossóis: Dinâmica ambiental e implicações para a gestão de águas residuais em sociedades desfavorecidas. Science of the Total Environment 2020;743:140709. https://doi.org/10.1016/j.scitotenv.2020.140709.
[162] Dehghani MH, Omrani GA, Karri RR. Solid Waste-Sources, Toxicity, and Their Consequences to Human Health (Resíduos sólidos - fontes, toxicidade e suas consequências para a saúde humana). Técnicas de computação suave na gestão de resíduos sólidos e águas residuais, Holanda: Elsevier; 2021, p.205-13.
https://doi.org/10.1016/B978-0-12-824463-0.00013-6.
[163] Liu W-W, Zhu Y, Feng Y-M, Fang J, Fang Q. Reação em cadeia da polimerase digital multivolume baseada em gotículas através de uma abordagem de segmentação de fluidos multifatorial assistida por superfície. Anal Chem 2017;89:822-9.
https://doi.org/10.1021/acs.analchem.6b03687.
[164] Adnyana IMDM. Estudos de Ecologia. In: Akbar H, editor. Metode Penelitian Epidemiologi. 1.ª ed., Bandung: CV Media Sains Indonesia; 2023, p. 31-51.
[165] Adnyana IMDM, Utomo B, Fauziyah S, Eljatin DS, Setyawan MF, Sumah LHM, et al. Atividade e potencial de Phyllantus niruri L. e Phyllantus urinaria L. como inibidores do vírus da Hepatite B: Uma revisão narrativa do protocolo SANRA. Journal of Research in Pharmacy 2024;28:335-50. https://doi.org/10.29228/jrp.700.
[166] Adnyana IMDM, Sudaryati NLG. Análise fitoquímica dos compostos antioxidantes do Chá de Baper e seu potencial como agente imunomodulador e candidato a fitoterapia padronizada. Tendências em Ciências 2023;20:6391. https://doi.org/10.48048/tis.2023.6391.
[167] Li L, Zhang J, Jiang X, Li Q. Aplicação clínica promissora do ctDNA na avaliação da eficácia da imunoterapia. Am J Cancer Res 2018;8:1947-56.
[168] Denis JA, Perrier A, Nectoux J, Lamy P-J, Alary A-S, Sarafan-Vasseur N, et al. Desenvolvimento de análises moleculares por PCR digital para a prática clínica: posicionamento, aplicações actuais e perspectivas. Ann Biol Clin (Paris) 2019;77:619-37. https://doi.org/10.1684/abc.2019.1502.
[169] Herbreteau G, Vallée A, Knol A-C, Théoleyre S, Quéreux G, Varey E, et al. A cinética precoce do ADN tumoral circulante prevê a resposta do melanoma metastático à imunoterapia anti-PD1: Estudo de validação. Cancros (Basileia) 2021;13:1826.
https://doi.org/10.3390/cancers13081826.
[170] de la Iglesia-San Sebastián I, Carbonell D, Bastos-Oreiro M, Pérez-Corral A, Bailén

R, Chicano M, et al. Digital PCR Improves Sensitivity and Quantification in Monitoring CAR-T Cells in B Cell Lymphoma Patients. Transplant Cell Ther 2024;30:306.e1- 306.e12. https://doi.org/10.1016/j.jtct.2023.12.672.
[171] Wang W, Al-Hajj M, Alavi AS. Deteção e quantificação do número de cópias de vectores integrados por PCR digital de gotículas multiplex em células T CAR de dupla transdução. Mol Ther Methods Clin Dev 2023;30:403-10. https://doi.org/10.1016/j.omtm.2023.07.003.
[172] Dobre E-G, Neagu M. Droplet Digital PCR: Uma tecnologia emergente para a deteção e monitorização do melanoma cutâneo. BCE 2021, Basileia Suíça: MDPI; 2021, p. 20. https://doi.org/10.3390/ECB2021-10280.
[173] Lu A, Liu H, Shi R, Cai Y, Ma J, Shao L, et al. Aplicação de PCR digital de gotículas para a deteção do número de cópias do vetor em produtos clínicos de células T CAR / TCR. J Transl Med 2020;18:191. https://doi.org/10.1186/s12967-020-02358-0.
[174] Strati A, Zavridou M, Economopoulou P, Gkolfinopoulos S, Psyrri A, Lianidou E. Desenvolvimento e validação analítica de um ensaio de PCR digital de gota de transcrição reversa (RT-ddPCR) para transcritos PD-L1 em células tumorais circulantes. Clin Chem 2021;67:642-52. https://doi.org/10.1093/clinchem/hvaa321.
[175] Pallozzi M, Di Tommaso N, Maccauro V, Santopaolo F, Gasbarrini A, Ponziani FR, et al. Biomarcadores não invasivos para imunoterapia em doentes com carcinoma hepatocelular: conhecimentos actuais e perspectivas futuras. Cancers (Basel) 2022;14:4631. https://doi.org/10.3390/cancers14194631.
[176] Xu W, Zhu P, Xin T, Lou Q, Li R, Fu W, et al. PCR digital de gotículas para a identificação de adulterantes derivados de plantas em produtos altamente processados. Phytomedicine 2022;105:154376. https://doi.org/10.1016/j.phymed.2022.154376.
[177] Yan G, Du Q, Wei X, Miozzi J, Kang C, Wang J, et al. Aplicação do Sistema de Análise Eletrónica de Células em Tempo Real na Avaliação e Análise Farmacêutica Moderna. Molecules 2018;23:3280. https://doi.org/10.3390/molecules23123280.
[178] Morcia C, Ghizzoni R, Delogu C, Andreani L, Carnevali P, Terzi V. Digital PCR: Qual a relevância para os estudos de plantas? Biology (Basel) 2020;9:433. https://doi.org/10.3390/biology9120433.
[179] Giraldo PA, Cogan NOI, Spangenberg GC, Smith KF, Shinozuka H. Desenvolvimento e aplicação de ferramentas de PCR digital de gotículas para a deteção de transgenes em pastagens e produtos à base de pastagens. produtos. Front Plant Sci 2019;9:01923. https://doi.org/10.3389/fpls.2018.01923.
[180] Oh SH, Kim YD, Jang CS. Desenvolvimento e aplicação de marcadores de ADN para detetar adulteração com Scopolia japonica na erva medicinal Atractylodes lancea. Food Sci Biotechnol 2022;31:89-100. https://doi.org/10.1007/s10068-021-01008-5 .
[181] Kim YD, Uh YR, Jang CS. Desenvolvimento de marcadores moleculares baseados em PCR em tempo real para duas espécies de ervas medicinais Artemisia A. capillaris e A. iwayomogi. Food Sci Biotechnol 2023;32:59-69. https://doi.org/10.1007/s10068-022-01166-0 .
[182] Senapati A, Basak S, Rangan L. Uma revisão sobre a aplicação da tecnologia de código de barras de ADN para o diagnóstico molecular rápido de adulterantes em medicamentos à base de plantas. Drug Saf 2022;45:193-213. https://doi.org/10.1007/s40264-021-01133-4 .
[183] Peng B, Xie Y, Lai Q, Liu W, Ye X, Yin L, et al. Tecnologia de deteção de resíduos de pesticidas para medicamentos à base de plantas: estado atual, desafios e perspectivas. Analytical Sciences 2024;40:581-97. https://doi.org/10.1007/s44211-024 .-00515-9
[184] Lievens A, Paracchini V, Garlant L, Pietretti D, Maquet A, Ulberth F. Deteção e quantificação de impurezas botânicas em orégãos comerciais (Origanum vulgare) utilizando

metabarcoding e PCR digital. Foods 2023;12:2998. https://doi.org/10.3390/foods12162998 .
[185] Borgström E, Redin D, Lundin S, Berglund E, Andersson AF, Ahmadian A. Faseamento de moléculas únicas de ADN por código de barras massivamente paralelo. Nat Commun 2015;6:7173. https://doi.org/10.1038/ncomms8173 .
[186] Rodríguez-Verástegui LL, Ramírez-Zavaleta CY, Capilla-Hernández MF, Gregorio-Jorge J. Vírus que infectam árvores e ervas que produzem frutos carnudos comestíveis com um valor proeminente no mercado global: An Evolutionary Perspective. Plants 2022;11:203. https://doi.org/10.3390/plants11020203 .
[187] Wang J, Shi A, Lyu J. Um atlas abrangente de reguladores epigenéticos revela padrões de regulação epigenética específicos dos tecidos. Epigenetics 2023;18:2139067. https://doi.org/10.1080/15592294.2022.2139067.
[188] Chen X, Xu H, Shu X, Song C-X. Mapeamento de modificações epigenéticas por tecnologias de sequenciamento. Cell Death Differ 2023;2023:01213. https://doi.org/10.1038/s41418- 023-01213-1.
[189] Hou M, Wang Q, Zhao R, Cao Y, Zhang J, Sun X, et al. Análise da acessibilidade da cromatina e da metilação do ADN para revelar as funções das modificações epigenéticas nas gónadas de Cyprinus carpio. Int J Mol Sci 2023;25:321. https://doi.org/10.3390/ijms25010321.
[190] Gattuso G, Lavoro A, Caltabiano R, Madonna G, Capone M, Ascierto P, et al. Ensaio de PCR digital de gotículas com enzima de restrição sensível à metilação para a análise altamente sensível de um passo de hotspots de metilação de ADN. Int J Mol Med 2024;53:42. https://doi.org/10.3892/ijmm.2024.5366.
[191] Feng W, Dong Z, He B, Wang K. Método de análise da metilação epigenética do ADN para investigar dinamicamente a atividade funcional dos factores de transcrição na expressão genética. BMC Genomics 2012;13:532. https://doi.org/10.1186/1471-2164-13-532.
[192] Bahadori T, Bell D, Ceccatelli S, Corvi R, Hogstrand C, Munn S, et al. EFSA Scientific Colloquium 22 - Epigenetics and Risk Assessment: Em que ponto estamos? EFSA Supporting Publications 2016;13:1129. https://doi.org/10.2903/sp.efsa.2016.EN- 1129.
[193] Heinzelmann D, Lindner B, Renner B, Fischer S, Schulz P, Schmidt M. Droplet digital PCR: Uma ferramenta abrangente para análise genética e previsão da montagem de anticorpos biespecíficos durante o desenvolvimento da linha celular. N Biotechnol 2023;78:42-51.
https://doi.org/10.1016/j.nbt.2023.10.001.
[194] Cleveland MH, He H-J, Milavec M, Bae Y-K, Vallone PM, Huggett JF. PCR digital para a caraterização de materiais de referência. Mol Aspects Med 2024;96:101256. https://doi.org/10.1016/j.mam.2024.101256.
[195] Ahrberg CD, Choi JW, Lee JM, Lee KG, Lee SJ, Manz A, et al. Sistema de PCR digital portátil baseado em aquecimento plasmónico. Lab Chip 2020;20:3560-8.
https://doi.org/10.1039/D0LC00788A.
[196] Cao L, Cui X, Hu J, Li Z, Choi JR, Yang Q, et al. Avanços na reação em cadeia da polimerase digital (dPCR) e as suas aplicações biomédicas emergentes. Biosens Bioelectron 2017;90:459-74. https://doi.org/10.1016/j.bios.2016.09.082.
[197] GhaderiShekhiAbadi P, Irani M, Noorisepehr M, Maleki A. Biossensores magnéticos para identificação dos vírus SARS-CoV-2, Influenza, HIV e Ébola: uma revisão. Nanotechnology 2023;34:272001. https://doi.org/10.1088/1361-6528/acc8da.
[198] Li C, Kang N, Ye S, Huang W, Wang X, Wang C, et al. Sistema de PCR digital All-In-One OsciDrop para diagnóstico molecular automatizado e altamente multiplexado. Advanced Science 2024:202309557. https://doi.org/10.1002/advs.202309557.
[199] Heyries KA, Tropini C, VanInsberghe M, Doolin C, Petriv OI, Singhal A, et al.

Megapixel digital PCR. Nat Methods 2011;8:649-51. https://doi.org/10.1038/nmeth.1640.
[200] Wang Y, Fei Y, Yang T, Luo Z, Xu Y, Su B, et al. Nanotecnologia para amplificação ultra-rápida de ácidos nucleicos amplificação de ácidos nucleicos. Nano Today 2023;48:101749. https://doi.org/10.1016/j.nantod.2022.101749.
[201] Lee H, Lee C-J, Kim DH, Cho C-S, Shin W, Han K. Princípio quantitativo de alta precisão de um novo equipamento compacto de PCR digital: Lab On An Array. Genomics Inform 2021;19:e34. https://doi.org/10.5808/gi.21035.
[202] Han Z, Wan F, Deng J, Zhao J, Li Y, Yang Y, et al. Deteção ultrassensível de mRNA em vesículas extracelulares usando ensaio termoforético baseado em tetraedro de DNA. Nano Today 2021;38:101203. https://doi.org/10.1016/j.nantod.2021.101203.
[203] Kopylova K V., Kasparov EdW, Marchenko I V., Smolnikova M V. Digital PCR as a Highly Sensitive Diagnostic Tool: A Review. Mol Biol 2023;57:793-801. https://doi.org/10.1134/S0026893323050059.
[204] Zhang L, Rokshana P, Yu Y, Zhao Y, Ye F. Gota reactiva de infravermelhos próximos para PCR digital. Small 2022;18:202107858. https://doi.org/10.1002/smll.202107858.
[205] Gaňová M, Wang X, Yan Z, Zhang H, Lednicky T, Korabecná M, et al. Deteção de não uniformidade de temperatura em chips dPCR e calibração do sensor de temperatura. RSC Adv 2022;12:2375-82. https://doi.org/10.1039/D1RA08138A.
[206] Gou T, Hu J, Wu W, Ding X, Zhou S, Fang W, et al. Dispositivo de PCR digital móvel baseado em smartphone para análise quantitativa de ADN com elevada precisão. Biosens Bioelectron 2018;120:144-52. https://doi.org/10.1016/j.bios.2018.08.030.
[207] Zhong Q, Bhattacharya S, Kotsopoulos S, Olson J, Taly V, Griffiths AD, et al. Multiplex digital PCR: breaking the one target per color barrier of quantitative PCR. Lab Chip 2011;11:2167. https://doi.org/10.1039/c1lc20126c.
[208] Liu DD, Muliaditan D, Viswanathan R, Cui X, Cheow LF. Melt-Encoded-Tags para A leitura ótica expandida em PCR digital (METEOR-dPCR) permite um perfil de painel de genes quantitativos altamente multiplexado. Advanced Science 2023;10:202301630. https://doi.org/10.1002/advs.202301630.
[209] Cui F, Yue Y, Zhang Y, Zhang Z, Zhou HS. Avanço de biossensores com aprendizado de máquina. ACS Sens 2020;5:3346-64. https://doi.org/10.1021/acssensors.0c01424.
[210] Sun H, Xiong L, Huang Y, Chen X, Yu Y, Ye S, et al. Ensaio de ácido nucleico no chip auxiliado por IA para diagnóstico inteligente de doenças infecciosas. Fundamental Research 2022;2:476- 86. https://doi.org/10.1016/j.fmre.2021.12.005.
[211] Xu J, Duong K, Yang Z, Kaji K, Ou J, Head SR, et al. A reação em cadeia da polimerase digital em tempo real (PCR) como uma nova tecnologia melhora o limite de deteção para ensaios de alelos raros. Transl Lung Cancer Res 2021;10:4336-52. https://doi.org/10.21037/tlcr-21- 728.
[212] Yao J, Luo Y, Zhang Z, Li J, Li C, Li C, et al. O desenvolvimento da tecnologia de PCR digital em tempo real utilizando um método melhorado de classificação de dados. Biosens Bioelectron 2022;199:113873. https://doi.org/10.1016/j.bios.2021.113873.
[213] Manoj P. A tecnologia Droplet digital PCR promete novas aplicações e áreas de investigação. ADN mitocondrial 2016;27:742-6. https://doi.org/10.3109/19401736.2014.913168.
[214] Attali D, Bidshahri R, Haynes C, Bryan J. ddpcr: um pacote R e uma aplicação web para análise de dados de PCR digital de gotículas. F1000Res 2016;5:1411. https://doi.org/10.12688/f1000research.9022.1 .

[215] Lievens A, Jacchia S, Kagkli D, Savini C, Querci M. Measuring Digital PCR Quality: Parâmetros de desempenho e sua otimização. PLoS One 2016;11:e0153317. https://doi.org/10.1371/journal.pone.0153317 .
[216] Dorazio RM, Hunter ME. Modelos estatísticos para a análise e conceção de experiências de reação em cadeia da polimerase digital (dPCR). Anal Chem 2015;87:10886-93. https://doi.org/10.1021/acs.analchem.5b02429 .
[217] Dlamini Z, Francies FZ, Hull R, Marima R. Inteligência artificial (IA) e grandes dados em cancro e oncologia de precisão. Comput Struct Biotechnol J 2020;18:2300-11. https://doi.org/10.1016/j.csbj.2020.08.019 .
[218] Liu H, Nan L, Chen F, Zhao Y, Zhao Y. Funções e aplicações da inteligência artificial na microfluídica de gotículas. Lab Chip 2023;23:2497-513. https://doi.org/10.1039/D3LC00224A.
[219] Srivastava R. Aplicações da inteligência artificial multiómica em oncologia de precisão. J Cancer Res Clin Oncol 2023;149:503-10. https://doi.org/10.1007/s00432-022-04161-4 .
[220] Balasubramanian S, Devarajan HR, Raparthi M, Dodda SB, Maruthi S, Adnyana IMDM. Considerações éticas na tomada de decisões assistida por IA para cuidados de fim de vida nos cuidados de saúde. Power System Technology 2023;47:167-84. https://doi.org/10.52783/pst.168.
[221] Whale AS, Cowen S, Foy CA, Huggett JF. Métodos para aplicar a análise precisa de PCR digital em amostras de DNA de baixa cópia. PLoS One 2013;8:e58177. https://doi.org/10.1371/journal.pone.0058177 .
[222] Wu F, Zou Y, Qin S, Li F, Zhang Y. eDNA Biomonitoring of Macroinvertebrate Communities for the Bioassessment of a River's Ecological Status [Biomonitorização por ADN eletrónico de comunidades de macroinvertebrados para a bioavaliação do estado ecológico de um rio]. Water (Basel) 2023;15:308. https://doi.org/10.3390/w15020308 .

Perfil do autor

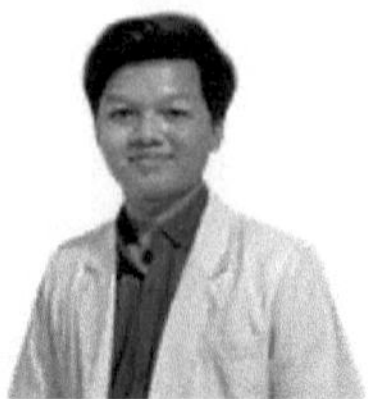

I Made Dwi Mertha Adnyana, S.Si., M.Ked.Trop., CMIE, FRSPH

O autor concluiu os seus estudos na Licenciatura em Biologia

'Program with Cumlaude Predicate e como o melhor diplomado em 2021. O autor concluiu os seus estudos de licenciatura no t $_4$ Master of Tropical Medicine Study Program, Faculdade de Medicina, Universitas Airlangga, com interesse em Epidemiologia da Medicina Tropical em 2023. Atualmente, o autor está a *c* continua a frequentar o Programa de Mestrado (S3) em Ciências Médicas na

Universidade de Airlangga. O autor obteve a certificação internacional da Microsoft (Certified Microsoft Innovative Educator) em 2021. Este estudo contribui para a investigação nos domínios da epidemiologia das doenças tropicais, da biologia das doenças e das infecções, das doenças transmitidas por vectores, da ecoepidemiologia, das doenças tropicais negligenciadas, da geoespacialidade e da geoestatística e de uma saúde. O autor tem experiência na redação de artigos científicos, posters e ensaios científicos e obteve pelo menos 68 campeonatos a nível nacional e internacional. Realiza ativamente investigação e publicações em revistas internacionais de renome indexadas pela Scopus, Web of Science e revistas nacionais indexadas pelo Índice de Ciência e Tecnologia (SINTA). Tem produzido vários capítulos de livros, direitos de propriedade intelectual e outros. É membro do conselho editorial e revisor de revistas internacionais de grande reputação indexadas pela Scopus Q1-Q4, Web of Science (WOS) e revistas nacionais acreditadas pelo SINTA e revisor de livros. Concluiu um curso de curta duração na London School of Hygiene & Tropical Medicine (Reino Unido) - 2021 e na Taipei Medical University (2022). Atualmente, é membro ativo da Fellowship of the Royal Society for Public Health (FRSPH) UK e membro da Indonesian Epidemiologist Association (PAEI). Participa ativamente como pessoa de recurso em seminários, workshops e afins.

Correio eletrónico do autor: dwikmertha13@gmail.com/ i.made.dwi.mertha13@alumni.unair.ac.id

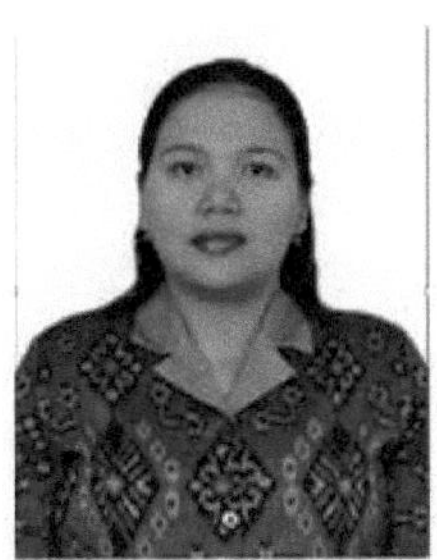

Ni Luh Gede Sudaryati, S.Si., M.Si.

O autor nasceu em Denpasar, a 22 de setembro de 1979. O autor completou os seus estudos de licenciatura no Departamento de Biologia, Faculdade de Matemática e Ciências Naturais (FMIPA), Universidade de Udayana, em 2002. Além disso, o autor concluiu o Programa de Pós-Graduação (S2) em Ciências Ambientais na Universidade de Udayana (2008). O autor é atualmente o chefe do Programa de Estudos de Biologia, Faculdade de Tecnologia da Informação e Ciência, Universidade Hindu da Indonésia, e é treinador do UKM PIK M Kula Jana Nuraga. O autor participa ativamente em conferências, seminários e workshops e como apresentador de actividades científicas. Realiza ativamente investigação e publicações em revistas internacionais de renome indexadas pela Scopus, Web of Science e revistas nacionais indexadas pela SINTA. O autor tem experiência na assistência a estudantes no Programa de Criatividade Estudantil (PKM) e na assistência e aprovação de financiamento durante quatro anos consecutivos (2018-2021). O autor tem tentado desenvolver ideias e inovações para melhorar a qualidade ambiental. Com este livro de monografia, os leitores e os decisores políticos podem utilizá-lo como referência.

E-mail do autor: sudaryati@unhi.ac.id

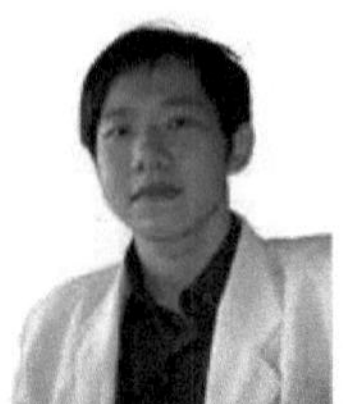

Ronald Pratama Adiwinoto, Dr., M.Ked.Trop

O autor nasceu em Surabaya, a 6 de maio de 1987, e completou os seus estudos no Programa de Licenciatura em Educação Médica em 2010 e no Programa de Doutoramento Profissional em 2011 na Faculdade de Medicina da Universitas Airlangga. O autor concluiu seus estudos de graduação no Mestrado em Medicina Tropical, Faculdade de Medicina, Universitas Airlangga, em 2018. Experiência como médico estagiário no Pacitan Regency Hospital e em clínicas, bem como em hospitais. Atualmente, o autor está ativo no Centro de Saúde Comunitário de Punung, Pacitan, de 2011 a 2012 e trabalha como médico

Professor no Departamento de Ciências da Saúde Pública, Faculdade de Medicina, Universidade Hang Tuah. O autor também contribui ativamente para a investigação em saúde, entre outros, nos domínios da epidemiologia das doenças tropicais, dos factores de risco das doenças não transmissíveis (DNT), da promoção da saúde, da epidemiologia clínica, da saúde materno-infantil, da saúde dos idosos, da saúde mental e da nutrição comunitária. O autor tem experiência na publicação de artigos científicos e posters. Pesquisas e publicações em revistas internacionais de renome indexadas pela Scopus, Web of Science e revistas nacionais indexadas pelo Índice de Ciência e Tecnologia (SINTA). Somos revisores activos de revistas nacionais acreditadas pelo SINTA e de revistas internacionais CUREUS. Atualmente, é membro ativo da IDI (Associação Médica da Indonésia) e da PDK3MI (Sociedade Indonésia de Medicina Comunitária e Médicos de Saúde Pública). Participa ativamente em seminários, workshops e afins. O autor aproveita o seu tempo livre para ouvir música, tocar piano e fazer exercício.

Correio eletrónico do autor: dr.ronaldpratama@gmail.com /adiwinoto.ronald@hangtuah.ac.id

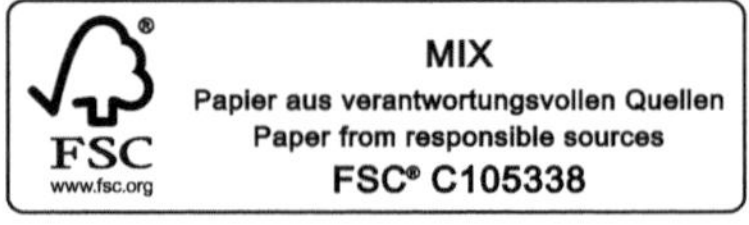

Printed by Books on Demand GmbH, Norderstedt / Germany